WUYI ZHI LU

王 平／著

吴医之路

2018

苏州大学出版社
Soochow University Press

图书在版编目(CIP)数据

吴医之路. 2018／王平著. —苏州：苏州大学出版社,2019.11
ISBN 978-7-5672-2815-3

Ⅰ.①吴… Ⅱ.①王… Ⅲ.①医院－管理－概况－苏州 Ⅳ.①R197.32

中国版本图书馆 CIP 数据核字(2019)第 205885 号

书　　名：吴医之路(2018)
著　　者：王　平
责任编辑：刘一霖
装帧设计：吴　钰
出版发行：苏州大学出版社(Soochow University Press)
社　　址：苏州市十梓街 1 号　邮编：215006
印　　刷：镇江文苑制版印刷有限责任公司
邮购热线：0512-67480030
销售热线：0512-67481020
开　　本：700 mm×1 000 mm　1/16　印张：13.25　字数：198 千
版　　次：2019 年 11 月第 1 版
印　　次：2019 年 11 月第 1 次印刷
书　　号：ISBN 978-7-5672-2815-3
定　　价：46.00 元

若有印装错误,本社负责调换
苏州大学出版社营销部　电话：0512-67481020
苏州大学出版社网址　http://www.sudapress.com
苏州大学出版社邮箱　sdcbs@suda.edu.cn

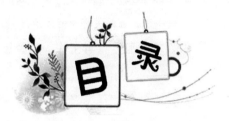

2018

- 我院成立肺结节诊疗中心
- 我院与南京市口腔医院建立技术医联体
- 我院儿科成功创建为苏州市临床重点专科
- 我院成功引进台湾慈济医院"慈济人文"项目
- 我院成立南京医科大学医患沟通研究基地
- 我院建设人文关爱示范门诊与示范病区
- 我院建成"医院人文建设实践基地"
- 我院口腔科第二次获得"改善医疗服务优质示范岗"称号
- 我院第三次获得"改善医疗服务示范医院"称号

文化引领促发展，砥砺奋进谱新篇
——在 2018 年医院工作会议上的讲话

第一部分 2017 年工作回顾

2017 年，国家卫生和计划生育委员会（简称"国家卫生计生委"）提出的全国医疗卫生系统"进一步改善医疗服务行动计划"进入了第三个年头。我院积极响应国家卫生计生委的号召，根据医院的实际情况，将 2017 年定位为"医疗服务提升深化年"，紧紧围绕"一个主题、两个目标、三个提升新举措"认真组织实施全院工作，在狠抓学科建设的同时，努力抓好文化建设，同时积极落实苏州市健康市民"531"行动计划，使各项工作水平得到了全面提升，开创了医院工作的新局面。

"一个主题"，即"医疗服务提升深化年"

我院 2017 年的工作紧紧围绕"医疗服务提升深化年"这个主题和"深化"这个关键词展开。我院开展了多形式、多层次的宣传教育和培训活动，强化"以患者为中心"的服务理念，宣传"深化"工作的新思路、新举措、新成效。为充分发挥先进典型在日常工作中的榜样示范作用，院党委推出了新一批德才兼备、服务周到、群众满意的先进典型人物，编辑出版了宣传我院 29 位践行医道、心术合一的医务人员先进事迹的人文书籍《仁心仁术——讲述我们身边的故事》，将医院的核心价值观具体化、人物化，用身边人来鼓舞人，用身边事来教育人，激发全院职工向上向善的动力，在全院范围内营造出尊重典型、学习典型、争当典型的良好氛围。

2017年年底，我院吴兵副院长被评为"吴中区最美医生"，徐涛副院长被评为"吴中区感动卫计人物"，护理部宋伟华主任被评为"吴中区最美护士"，药剂科干钱珍药师被评为"吴中好人"，妇产科张建芬医生被评为"苏州市最美产科医生"，普外科孙晓明医生被评为"苏州市优秀青年志愿者"，后勤科项军方同志获得"中国好人"荣誉称号。他们所取得的这些荣誉，为我院精神文明建设增添了绚丽的色彩，成为激发全院职工学习先进、赶超先进、爱岗敬业、无私奉献的强有力的精神动力。

要提升医疗服务水平，必须要保障医疗安全，落实患者安全目标。为此，我院进一步强化"三基"培训，组织开展多层次的医务人员基本技能考核与技术操作比赛，通过一次次大练兵，进一步夯实了全院医务人员的基础知识，提高了技术水平，增强了服务能力。我院在4月组织开展了主题为"医疗规范，为患者安全护航"的第九届"医疗安全活动周"活动，其间开展了一系列有关医疗安全的相关活动，如专家授课、情景演示、演讲竞赛、优秀病历展示等，让医疗质量、患者安全的各个环节都得到了实质性的完善，使每个医务人员的思维模式和价值观念都得到了改进。

借着"医疗服务提升深化年"的东风，我院积极响应国家卫生计生委的号召，推进"进一步改善医疗服务行动计划"，针对人民群众反映得最多的就医环境、服务态度、服务流程、隐私保护、信息透明、急诊服务、纠纷投诉处理等问题进行改进；进一步优化诊区设施布局，营造温馨的就诊环境；继续推进预约诊疗服务，有效分流就诊患者；合理调配诊疗资源，缩短患者就医时间；推进微信智慧医疗，通过微信、支付宝付费进一步方便患者；全面改进住院服务流程，实行住院全程服务；持续改进护理服务，落实优质护理要求，着力提高专科护理水平；进一步规范医疗行为，提高医疗技术水平，保障医疗安全；加强合理用药管理，完善处方点评制度，大力推进临床路径，提高诊疗行为的透明度；注重人文关怀，进一步落实"三米阳光"人文护理服务新举措；

完善绿色通道，打造全程急救服务链；创新服务模式，提升患者满意度；等等。以上一系列举措使我院在医疗质量和服务水平上有了显著提升，突出了"以患者为中心"的服务理念，倡导了医务人员以"爱心、耐心、细心、责任心"服务患者的医院文化。

党的十九大召开以后，院党委举行了由党委委员和全体支部书记、支部委员参加的"不忘初心跟党走，牢记使命绘蓝图——党的十九大精神专题学习会"，安排院党委委员和各支部书记参加了吴中区委组织部举办的为期两天的脱产专题学习，邀请了苏州市委宣传部的领导来我院做题为"新时代中国特色社会主义思想和基本方略"的专题讲座，使广大党员干部对党的十九大精神有了更加深刻的认识，为下一步的深入学习打下了良好的基础。为了增进学习效果，院党委在 19 楼专门设立了"党员之家"，添置了电教设备。"党员之家"集活动室、阅览室、会议室、电教室、支部会议室等功能于一体，为各支部的党务学习创造了良好的条件。

"两个目标"，即"创建一个全国优质服务品牌"和"创建一个苏州市临床重点专科"

经过全院职工的不懈努力，我院成功创建为"苏州市文明单位"和"江苏省文明单位"，改善医疗服务行动得到了国家卫生计生委的表扬。文明单位的经验告诉我们，医院要获得可持续发展的动力，文化建设、精神文明建设和改善医疗服务工作都丝毫不能放松。因此，我院在2017年年初就明确了"创建一个全国优质服务品牌"的目标，分时段推出了一系列方便群众的人性化优质服务新举措，进一步提升了门诊、病区的医疗医技服务质量和服务水平；以"全国优质服务品牌"创建为契机，进一步强化了全院职工的服务意识；围绕患者需求，简化工作流程，制定方便措施，提高服务质量，为患者提供了优质、高效、价廉、满意、放心的医疗服务，推出了口腔科等一批优质服务试点窗口科室。

作为全国优质服务品牌试点科室，口腔科统一思想，增强认识，借试点的机遇真抓实干，阔步迈开创新的步伐，稳中求进，不懈进取，用心改善医疗服务，以情拉近医患关系，使科室各项工作都得到了改进，打造出了崭新的口腔科新形象。同时，全院其他科室也一起努力，不断提高质量，改善服务。在全院职工的共同努力下，我院改善医疗服务行动取得了良好的成效。我院于 2017 年年底又一次得到了国家卫生计生委的表扬，被评为"2017 改善医疗服务示范医院"，同时口腔科被评为"2017 改善医疗服务优质服务岗"。

众所周知，医院服务的核心优势是不断提高的医疗技术水平，而学科建设特别是市级临床重点专科建设是提升技术、做好服务的重要一环，是医院持续健康发展的基础。为此，我院始终坚持"人才强院"与"品牌立院"的宗旨，把争创市级临床重点专科作为医院学科建设的抓手，通过人才培养、设备添置、新技术引进、教学科研跟进、创新服务等举措，不断增强专科服务能力，引领医院学科建设迈上新的台阶。2017 年年初，我院就坚持高起点、高标准、高水平的原则，瞄准目标，对照苏州市临床重点专科建设标准，为妇科与儿科制订了较为完整的学科建设和人才培养规划，并督促其认真落实实施，持续改进提高。妇科与儿科在院部的全力支持下，在做好基础医疗服务的同时，积极开展新技术、新项目，撰写并出版学科专业书籍，将教学、科研、人才培养工作同步推进，最后终于不负众望，妇科成功创建为苏州市临床重点专科，成为我院第四个苏州市临床重点专科，儿科成功创建为苏州市临床重点专科建设单位，为其他学科的建设与发展树立了新的标杆。

我们知道，"人才是第一资源"。医院间的竞争归根到底是人才的竞争。谁拥有一批德才兼备的技术精英，谁就站在了该领域的前沿，谁就有了发展后劲，谁就会拥有美好的明天。尊重知识、尊重人才、尊重创新是我院建院以来的一贯做法。我院在发展学科的同时，不断加大人才队伍建设的力度，按照"人才强院"的指导思想，招聘了一批思想上进、学业优秀的硕士研究生，选送了一批成绩突出的青年骨干医师去读相应专科的在职研究生，安排了年轻有为的学科带头人到国内外三级医疗机构进一步学习、深造，选送了 12 名青年骨干人才参加吴中区卫生计生系统卫生管理人才启航班为期两年的培训。继妇产科彭洁主任赴美国和澳大利亚进修学习之后，甲乳外科的李小华主任又被选送到法国蒙彼利埃大学总医院进修学习头颈外科和乳腺外科。在人才队伍建设上，我院以人为本，识才用才，通过"走出去、请进来"等模式，构建了一支结构合理、梯队优化、战斗力强的专科人才队伍。

医院的发展离不开科研的进步与技术的创新。我院坚持"科教兴院"战略，不断强化科教管理，开阔科研思路，结合临床实践提出科研课题，发表了一批高质量的学术论文，获得了高级别的科研奖项。2017年，全院共有14篇论文刊发在中国科技论文统计源期刊上。超声科的研究课题"早孕期三维超声诊断鼻骨缺失联合孕妇血清学筛查提高胎儿染色体异常检出率的临床应用"获得江苏省妇幼健康引进新技术二等奖。这是我院科教新技术首次在省级层面获奖，成为我院2017年科教工作的一个亮点。

为了贯彻落实苏州市健康市民"531"行动计划，创建吴中区首批危重病救治中心，我院经过筹备、建设、改进、提升等步骤，成功完成了危重孕产妇救治中心和危重新生儿救治中心的建设，并于2017年年底通过专家验收。在苏州市危重孕产妇救治中心创建过程中，我院调整了危重孕产妇入院救治流程，在急诊科设置了危重孕产妇评估室，在产房新设了紧急手术室1间，在产科病区新设了重症监护室1间，设置了高危病床12张。同时，我院还进一步深化与苏州市立医院本部的合作。两家医院在产科、新生儿科以及生殖遗传中心等领域开展了多样化的业务合作，实现了资源共享，简化了危重孕产妇、危重新生儿的上转流程，至2017年12月底，已成功完成45例高危孕产妇的抢救工作，涉及胎盘早剥、前置胎盘、胎盘植入、成人呼吸窘迫综合征等产科急危重症。在苏州市危重新生儿救治中心创建过程中，我院和苏州大学附属儿童医院成立了医联体，编写了《危重新生儿救治手册》并下发至6家医联体单位，至2017年12月底，共成功抢救59名危重新生儿，接收吴中区基层医院上转的危重新生儿24名。

为进一步提高床位使用率，缩短平均住院日，减少医疗费用，我院还积极开展日间手术、日间病房工作。医务科制定了《日间手术、日间病房管理规范》。普外科、泌尿外科、甲乳外科等 9 个临床科室开展了 12 个病种的日间手术，全年共开展日间手术 367 人次，将平均住院日控制在 7.4 天。

多学科联合诊疗模式能很好地解决"专"与"全"的矛盾。目前我院将专科细化，共有 35 个二级专科，根据患者的病情需要，安排不同专业的医生为其制订综合的治疗方案。我院于 2017 年尝试推行了针对肿瘤患者的多学科联合诊疗模式，在肿瘤科设置了多学科联合诊疗办公室，配备了大型液晶显示屏、投影仪、幻灯机、计算机等办公用品，全年共对 15 名肿瘤患者按照多学科联合诊疗模式进行了病例讨论及治疗，取得了良好的效果，为接下来进一步推广多学科联合诊疗模式积累了经验。

"三个提升新举措"，即"医疗质量提升新举措""服务水平提升新举措"和"科室管理提升新举措"

新举措源于我们追求卓越以及各种创新思维的凝聚与迸发。在去年"三个提升计划"的基础上，我院按照"以患者为中心，以质量为核心"的服务理念，进一步加大创新的力度。各科室、部门都在医疗质量提升、服务水平提升、科室管理水平提升上推出了一项以上新举措。

先以护理部为例。在提升护理管理水平方面，护理部严格实施科学的护理管理，注重加强对护士长管理能力的培训，上半年相继对护士长实施护理质量管理、护理安全管理、护理专科管理、护理教育管理等相关内容的培训，同时强调护士长的现场管理，并进一步完善了六个护理管理委员会（护理质量与安全管理委员会、护理专科管理委员会、护理培训教育管理委员会、护理科研管理委员会、护理信息化管理委员会、护理人文关爱管理委员会）的结构，充分发挥各管理委员会的管理职能，通过细化管理内涵，全方位提升了我院的护理管理水平和护理管理质量。在改善医疗服务上，护理部进一步推进"三米阳光"护理人文关爱新举措，在各病区引导入院、科室指引、健康宣教、出院随访等各个环节已经形成规范，使护理人员服务水平有了极大的提升。做好做细护理服务，提供人性化的感动服务，赢得患者最终的满意，已经成为吴医全体护理同人共同努力的目标。2017 年，在全市各项护理竞赛中，我院获得了苏州市"BD"杯静脉输液技能竞赛优胜奖、苏州市"手术室护理实践指南"授课演讲比赛三等奖和苏州市"BD"杯首届动脉采血技能竞赛特等奖，成绩傲人。

又以感控科为例。为配合学科发展与质量控制，感控科按计划完成各项医院感染监测，杜绝医院暴发感染。感控科会同医务科等职能部门进一步加强临床抗菌药物使用管理，尤其是 I 类手术的抗菌药物使用管理，严格执行 I 类手术无特殊情况不使用抗菌药物。组织血透室乙肝医院感染暴发应急演练，并针对出现的问题做出及时处理，使演练取得了圆满成功。2017 年，我院代表苏州市二级医院接受了国家卫生计生委组织的医疗废物专项调研和医院感染管理专项督导。调研和督导结束后，我院的医院感染管理工作得到了专家组的肯定与表扬。

再以医保办为例。在做好医院各项管理工作的同时，医保办认真执行合理用药、合理治疗、合理检查的"三合理"制度，对产生的相关费用及时进行分析，检查其合理性，第一时间与临床科室沟通，了解情况，分析、研究对策，对存在的问题通过填写《沟通联系单》督促科室及时改正。主动与上级医保部门沟通联系，协调好相应的工作。根据《价格手册》及物价相关文件，以多种形式指导临床科室正确收费，杜绝多收费与乱收费。关注全院临床各科新技术、新项目的开展情况，及时了解相关技术的操作过程，查找收费依据及收费标准，做好价格对照，指导临床收费。根据上级主管部门的要求，及时完成数据上报工作，做好单病种的审核及费用管理工作。

另以信息科为例。信息科在"三个提升新举措"上做了有益的尝试。比如，在微信公众号原有功能的基础上，新增了支付功能，使微信用户通过公众号绑定我院门诊就诊卡后，在原有的在线预约挂号、检验检查报告查询等功能的基础上，可直接在线支付相关费用。又如，新增了支付宝服务号，进一步方便了就诊患者。我院信息化建设不断向前推进，极大地改善了医疗服务，使得人民群众就医更加方便快捷。同时医院内部工作也受益良多。通过信息化手段提取数据为各项工作提供了便利，使工作效率得到了极大的提升。

医院业务建设实现新的突破，各项核心指标得到进一步优化

2017 年，我院业务建设实现新的突破，全年纯业务收入达 4.29 亿元，与去年相比增加了 8%。在业务增长的同时，各项核心指标得到了进一步的优化。2017 年主要业务考核指标：门急诊总量为 92.4 万人次，出院总量为 2.36 万人次，住院手术例数为 6 068 例；三、四级手术例数为 2 834 例，新生儿出生人数为 4 007 人，病床使用率为 107%，平均住院天数为 7.4 天，药占比为 37%。

2017 年，全院职工努力工作，不负众望，出色地完成了年初既定的工作任务和目标，取得了丰硕的成果。这些成绩的取得，是全院职工大力弘扬"团结、开拓、奉献"的医院精神，努力践行"服务必规范，质量是生命"的核心理念，坚持"以患者为中心"的服务理念，努力工作，奋发进取的结果。

第二部分　2018 年医院工作规划

时光流转得很快，不经意间 2018 年已经来临。

在新的一年里，我们将以十九大精神为引领，以人民健康为中心，以让人民群众获得更高水平、更高质量的医疗卫生服务为目标，立足公立医院的公益属性，不忘初心，牢记使命，继续坚持"文化建院，品牌立院，科教兴院，人才强院"的办院方针，一手抓学科建设，一手抓文化建设，进一步强化内部管理，优化服务流程，强化服务意识，始终树立"以患者为中心"的服务理念，不断提高医疗质量，增强服务能力，大力推进人文医院建设，充分调动医务人员的积极性，努力构建和谐医患关系，狠抓行风职业道德建设，开创医院工作的新局面。

在新的一年里，我们要进一步解放思想，开拓创新，紧紧围绕吴中区医疗卫生事业的发展目标，加强医院管理，创新服务内涵，打造更多亮点，建设专科专病医联体，持续实施改善医疗服务行动计划，用心改善医疗服务，以人为本，为患者提供全方位的人性化温馨服务，努力增强人民群众的就医获得感，为吴中区医疗卫生事业的发展做出新的贡献。

在新的一年里，我们将继续以人文医院建设为医院工作的主线，坚持以守护人民群众健康为导向，本着不畏艰苦、甘于奉献、救死扶伤的人道主义精神，把追求社会效益、维护群众利益、构建和谐医患关系放在首位。经过广泛征求全院职工意见并经院长办公会反复讨论，我们将2018年定位为"人文医院建设年"，确定了新年度的"一个主题、两个目标、三个提升"年度规划。

"一个主题"，即"人文医院建设年"

当前，在推进医改、推进健康中国建设的过程中，加强人文医院建设是一项非常重要和迫切的任务。我们知道，人文精神是医学精神的核心价值所在。人文精神与科学精神永远是医疗服务和医疗水平不断提升的两个轮子，缺一不可。没有人文精神，医学就失去了灵魂。尊重和践行人文精神，对患者落实人文关怀，是当今大卫生、大健康观念的重要体现。

随着医学模式从生物医学模式向生物-心理-社会医学模式转变，我们更要呼唤医学回归人文，重视人文精神与人文关怀在医疗服务中的体现。

结合吴中人民医院的实际，我们建设人文医院要从"沟通、帮助、尊重、教育"这四个关键环节入手，把医学人文关怀落实到医疗服务的每一个环节之中，让区级综合性医院进一步增强医疗服务能力，通过人文医院建设带动整个区域医联体的医疗服务水平的提升，让患者少付费、少跑路、少等候，为患者提供优质、便捷、温馨的服务。同时，我们要关心每一个吴医人，坚持以人为本，改善从医环境，努力为全院职工提供人文关怀，让医务工作者也能够感受到人文关怀的温暖。

建设人文医院，就是要建设"有温度的医院"，提供"有温度的医疗"。用文化建设引领"暖心医疗"，是医院文化建设成效的形象展示和有力诠释。我们要努力践行十九大精神，坚持"唱响主旋律，传播正能量"，让医学回归人文，努力构建和谐的医患关系。因此，2018年我院的工作要紧紧围绕"人文医院"这个主题展开。我们要进一步加强组织领导，明确目标任务，营造良好氛围，不断提高医疗服务质量和服务效率，推出一系列人性化医疗服务新举措，把人文关怀贯穿到医疗服务的全过程，打造一流的服务品牌，持续提高患者满意度，促进医院又快又好地发展。

我们将在2018年3月正式启动与台湾慈济医院合作的"慈济人文"项目，通过引进慈济医院的"守护健康，守护生命，守护爱"医疗人文理念及精细化、规范化、科学化的先进管理模式，进一步提升全体医务人员的医学人文素养，优化服务流程，强化医院的精细化管理，提高医务团队之间的满意度，提高患者的满意度，使医患双方都减少医疗抱怨。

目前，"慈济人文"项目的前期基线评估工作已经启动。待评估全部结束后，慈济医院的专家将通过10多个不同的主题对全体中层以上干部和核心骨干人才进行医学人文知识、质量控制、服务水平提升、精细化管理等方面的培训，通过讲座、分享、课后体悟等工作坊的方法，进一步提升全体医务人员的人文素养。

从5月开始，我院计划在院内建设两个人文关怀示范病区——9病区（产后病区）和18病区（肿瘤与神经内科病区），通过对示范病区进行现状评估，找出医疗护理、精细化管理需要改善的问题，并依可行性、重要性、急迫性整理出本次需要改善提升的10个项目，通过手把手的课程辅导，达到预期的目标。

同时，我院计划在临床和医技科室各推行1个品管圈项目，按照一定的活动程序来解决工作现场、管理、文化等方面所产生的问题。然后于2019年将成果在全院推广，将所有病区都建设成"有温度的人文关怀病区",将医院建设成"有温度的人文关怀医院",真正使医院成为"医界清流,人文典范"。

"两个目标",即"建一个国内一流的学科联合体"和"建一个国内一流的文化联合体"

搬入新大楼后,经过近5年的不懈努力,在学科建设方面,我院到今天已拥有4个苏州市临床重点专科(皮肤科、消化内科、超声科、妇科)和1个苏州市临床重点专科建设单位(儿科);在文化建设方面,我院从"吴中区文明单位",到成功创建为"江苏省文明单位",以及连续两年被评为"改善医疗服务示范医院":可谓成绩斐然,在学科建设与文化建设方面取得了双丰收。这几年医院建设发展的经验告诉我们,医院要获得可持续发展的动力,必须一手抓学科建设,一手抓文化建设,且两手都要硬。因此,我院将今年的两个目标设定为一个学科建设目标和一个文化建设目标。

学科建设目标就是"建一个国内一流的学科联合体"。医院胸外科这些年在复旦大学附属中山医院、上海交通大学医学院附属新华医院、上海交通大学附属胸科医院和苏州大学附属第一医院胸外科相关专家的支持与帮助下,取得了长足的进步,在胸腔镜和肺小结节诊疗方面积累了许多宝贵的经验。2018年,我院将进一步加大与上述医院的合作,柔性引进相关专家,建立上海-苏州新型学科联合体——肺结节诊疗中心,开展肺小结节的诊疗工作,造福广大肺小结节患者。这个国内一流的学科联合体的创建将带动我院其他学科联合体及医联体建设。同时,我院将加强与区域内东片6家医院的医联体合作,深入开展各项工作,推进医疗资源的纵向整合,构建分工合作机制;根据各下属医联体成员单位的具体情况和需求,安排相关专业的专家前往各医院进行技术指导;按照吴中区卫生和计划生育局(简称"吴中区卫生计生局")对一级医院"一院一品"的建设要求开展精准技术帮扶,以内科、外科、妇科、儿科等学科为条线,每季度组织医联体内的专科论坛,并建立医联体内医务(质控、科教)、护理(院感)条线的季度性督导机制,促进优质医疗资源向基层医疗卫生机构下沉，提高其医疗、护理质量和服务水平，达到提升吴中区基层医疗卫生机构的学科技术水平、拓宽医疗服务渠道、有效开展分级诊疗、大力推进公立医院改革的目的。

文化建设目标就是"建一个国内一流的文化联合体"。结合我院人文医院建设的主题，我院将与南京医科大学人文社会科学学院合作，创建一个文化联合体，聘请南京医科大学人文社会科学学院党委书记、副院长、医学人文博士生导师王锦帆教授担任我院人文医院建设委员会的特别顾问，指导我院人文医院建设的理论与实践；同时挂牌"南京医科大学医患沟通研究基地"，举办一次全国性的"临床思维与就医思维融通的医患沟通"继续教育培训班，在全院范围内推行 GLTC 医患沟通模式，推行临床共同决策，在医疗服务的每一个环节中全面落实医学人文关怀，使患者能够切实感受到医学人性的温暖，促进医患关系的和谐，依托高校的力量将医院建设成国内一流的有温度的人文医院。

三个提升即"医疗护理内涵质量提升""医院信息化管理水平提升"和"消防与安全生产管理水平提升"

"三个提升"所涉及的其实是医院的各项基础性工作。全院各科室、部门必须在"三个提升"上下功夫。各临床医技科室要进一步提升医疗技术水平和教学科研水平，围绕绩效考核要求进一步优化各项医疗指标，大力推进日间手术、临床路径工作，加强多学科联合诊疗工作，强化对使用抗菌药物的整治，继续落实健康市民"531"行动计划，进一步推进五大疾病救治中心建设，做好人才梯队建设，增强学科的整体实力。护理部要继续强化护理队伍建设，增强护理管理能力，加强护理业务培训，提升护理科研教学水平，进一步夯实基础护理，深化优质护理，延伸护理服务内涵，构建人文关爱病区，以此来推进护理人文建设，提升护理服务品质。

随着"互联网＋"在医疗领域的应用不断深化，信息科要紧跟"智慧吴中"的步伐，围绕推进分级诊疗、落实健康市民"531"行动计划，在做好与区域卫生数据平台互联互通的基础上，加快医院的数字化、信息化建设，积极推进"互联网＋"医疗新模式，增强患者的就医便捷感。

　　总务科要进一步增强后勤管理能力，构筑责任体系，明确责任要求，突出源头管控，狠抓生产安全各项工作，强化生产安全隐患排查与整治，坚持将隐患排查整治到位，不断提高后勤服务质量，确保生产安全和消防安全。

　　全院上下要进一步审时度势，多谋民生之利，多解民生之忧，在改善医疗服务行动的征程上，创新管理模式，增强服务能力，提升内涵与绩效，情系百姓，惠民利民，彰显公立医院的公益属性，为人民群众提供更加优质、高效、快捷、安全、贴心的医疗服务。

　　新的一年，新的征程。回顾过去，成绩喜人；展望未来，任重道远。我们深知，技术水平的提升、管理水平的提升、服务水平的提升、患者就医体验的改善都是长期而艰巨的工程。站在新的起点上，我们将继续秉持"以患者为中心"的核心价值观，以城市公立医院改革为导向，以人文医院建设为抓手，以创新医院内部运行机制为动力，狠抓内部质量建设，继续深耕、创新、发展医院文化建设，全力构建高水平的区域医疗服务中心，倾力打造全国一流的人文医院，更好地为广大人民群众服务。

（2018 年 1 月）

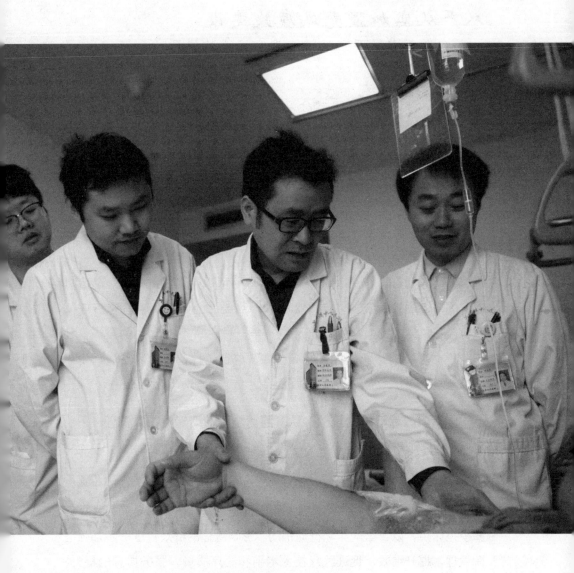

从严从实加强党风廉政建设
——在新年党风廉政建设专题会议上的讲话

今天，我们集中在 18 楼会议室召开医院党风廉政建设专题会议，深入学习习近平新时代中国特色社会主义思想和党的十九大精神，学习 2018 年吴中区卫生计生系统党风廉政建设工作会议精神。我们要从严从实加强党风廉政建设，以党风廉政建设促进医院的进一步发展，使吴中人民医院成为医疗卫生行业优质服务的排头兵。

今年吴中区卫生计生系统党风廉政建设工作的指导思想是：以习近平新时代中国特色社会主义思想为指导，全面贯彻落实党的十九大战略部署，不忘初心，牢记使命，增强"四个意识"，坚定"四个自信"，以党的政治建设为统领，推进全面从严治党，全面落实"两个责任"，强化监督执纪问责，深入推进反腐斗争，强化"不敢腐"的震慑，扎牢"不能腐"的笼子，增强"不想腐"的自觉性，为全区卫生计生事业改革发展提供强有力的纪律保证。

坚持以政治建设为统领，认真履行全面从严治党主体责任

✚ 加强政治学习，抓好党建工作

医院领导班子要加强政治学习，抓好党建工作。党建各项工作的落实要有声、有像、有文字，注意加强正面宣传。党员干部要充分发挥先锋模范作用，以自己的实际行动带动、影响身边的群众；进一步加强医院管理，提升绩效，促进医疗技术水平和医疗质量、服务质量的提升；进一步加强行风整顿工程和诚信工程"两个工程"建设，满足人民群众不断增长的健康需求。

✚ 始终坚持把政治建设放在首位

党员干部要坚持正确的方向，以更高的站位凝聚思想共识，牢固树立"四个意识"，严格执行政治纪律和政治规矩，从政治上谋划、部署和推动工作，确保党的基本理论、基本路线、基本方略在全院得到贯彻落实。

✚ 不断增强党员意识和宗旨意识

党员干部要以深入学习习近平新时代中国特色社会主义思想、党的十九大精神为重点，加强理论学习，不断深化"两学一做"学习教育常态化制度，扎实开展"不忘初心，牢记使命"主题教育，重温入党誓词，不断增强党员意识和宗旨意识。

✚ 全面落实党风廉政建设责任制

院党委要进一步强化责任担当，认真履行党风廉政建设第一责任人责任，根据工作分工，认真抓好全院范围内的党风廉政工作，通过层层夯实主体责任，构建"一级抓一级，层层抓落实，责任全覆盖"的工作格局。各党支部要在党委的统一领导下，发挥各自的核心作用，进一步强化对主体责任的认识，将党风廉政建设自觉融入平常业务工作之中。

强化源头防控体系，筑牢反腐倡廉防线

✚ 提高政治站位，强化政治担当

党员干部要深入贯彻落实习近平新时代中国特色社会主义思想和党的十九大精神，坚持读原著、学原文、悟原理，真正在深层次上提高思想理论水平和政治觉悟。要树牢"四个意识"，增强"四个自信"，强化政治担当，着力解决落实思想工作中的"温差""落差""偏差"，把"两个坚决维护"体现在行动上、落实到工作中。

✚ 深化党风廉政教育

院党委、各党支部要继续抓好党章、党纪、党规教育以及示范教育、警示教育和法纪教育，不断增强教育的针对性和实效性，确保教育

覆盖面达到100%。要继续以《医疗机构从业人员行为规范》《加强医疗卫生行风建设"九不准"》为重要抓手，充分利用公开栏、内部刊物、单位网站等载体开展宣传教育活动，为党风廉政建设和防腐败工作提供有力的思想保障和舆论支持。

✚ 强化廉洁风险防控

党员干部要严格执行药品耗材、检验试剂、医疗设备等的招标操作和采购流程，落实医院与供货企业签订廉洁协议书。要围绕重点药品使用、医疗设备和试剂耗材招标采购、大额资金使用、行政审批、行政执法、财务、人事制度等重点环节，认真开展廉洁风险防控，建立健全风险防控制度，从源头上把牢廉洁风险防控关，进一步探索从源头上遏制医药购销领域商业贿赂的途径和办法。

✚ 严格落实党内监督制度

院党委、各党支部要严格执行民主集中制，落实"三重一大"集体决策制度，努力增强运用民主集中制解决问题的能力。要严肃党内政治生活会、民主评议党员、谈心谈话、述职述廉等制度。要把严明党的纪律体现在日常监督中，紧跟党中央加强党内规章制度建设的步伐，结合自身实际建章立制，不断健全完善务实管用的管理监督制度体系。

狠抓政风行风建设，营造风清气正的工作环境

✚ 干干净净履行职责

加强思想教育是反腐倡廉的根本之策。党员干部要时时警醒自我，筑牢防线。要时时刻刻谨小慎微，在大事上泾渭分明，在小节上从严把握，自重、自警、自励，踏踏实实干事，堂堂正正做人，干干净净履行职责。

✚ 严查整治"四风"问题

院党委、各党支部要紧盯"四风"问题新形势、新动向，进一步健全监督机制，完善监督网络，使反映渠道畅通。要通过专题教育、专项督查、明察暗访、来信来访等形式，对"四风"隐形变异问题予以坚决遏制和打击。要加强对"厉行节约""公务接待"等规定执行情况

的监督检查，对顶风违纪者进行严肃处理。

✚ 完善作风改进常态化制度

院党委、各党支部要认真执行《关于新形势下党内政治生活的若干准则》《中国共产党党内监督条例》，坚持党的基本路线，严明党的政治纪律，严格党的组织生活制度，加强对权力运行的制约和监督，建立健全并严格执行公务接待、会议活动等方面的具体制度，严禁超标准接待，减少行政运行成本。

✚ 深入推进卫生计生系统政风行风建设

党员干部要严格执行"九不准"和苏州市"三条禁令"，严禁利用职务之便谋取不正当利益，严禁接受回扣和红包，严禁接受企业捐赠资助出国旅游，严禁开单提成，严禁将个人收入与药品和医学检查收入挂钩。要牢固树立民生为先、服务为要的工作思路，积极有序地推动医疗服务能力建设，通过优化服务流程，促进医疗服务工作的提质增效。

✚ 党风廉政建设要常态化、制度化

针对党风廉政建设中存在的问题，院党委要实事求是、引以为戒、整章建制，建立问题清单、责任清单、整改清单，并说明整改时限。要加强科主任管理和党员干部、职工教育，多管理、多警醒，让党风廉政建设常态化、制度化。

长期以来，我院的党风廉政建设工作一直抓得很紧，也取得了显著的成绩，但是我们依然要清醒地认识到医疗卫生行业中还存在的薄弱环节和问题，认真贯彻落实 2018 年吴中区卫生计生系统党风廉政建设工作会议精神，统一思想认识，突出工作重点，明确主体责任；要增强做好党的工作和纠风工作的责任感和使命感，牢固树立"把抓好党建作为首要任务"的理念；要按照"管行业必须管行风""谁主管谁负责"的要求，全面落实"一岗双责"，抓严抓实行风建设责任；要细化和分解党的工作目标和行风目标，并落实到具体的科室和责任人。

各位同人，关于今天会议的"狠抓政风行风建设，筑牢反腐倡廉防线"主题要求，我再向大家强调五点：

第一，我们要进一步强化责任担当，确保党风廉政建设主体责任落实到位；第二，我们要坚持标本兼治，筑牢抵御腐朽思想的防火墙；第三，我们要持续正风肃纪，打好作风建设持久战；第四，我们要加强监督检查，进一步规范管理和服务行为；第五，我们要旗帜鲜明地讲政治，始终保持强烈的党员意识，自觉接受党组织的监督。

同志们，我们要以习近平新时代中国特色社会主义思想为指导，认真贯彻落实新时代党的建设总要求，坚定不移地推进党要管党、全面从严治党。大家要结合实际，聚力攻坚，开拓进取，全力做好 2018 年党风廉政建设的各项工作，抓严抓实，确保各项重点任务落到实处。

（2018 年 2 月）

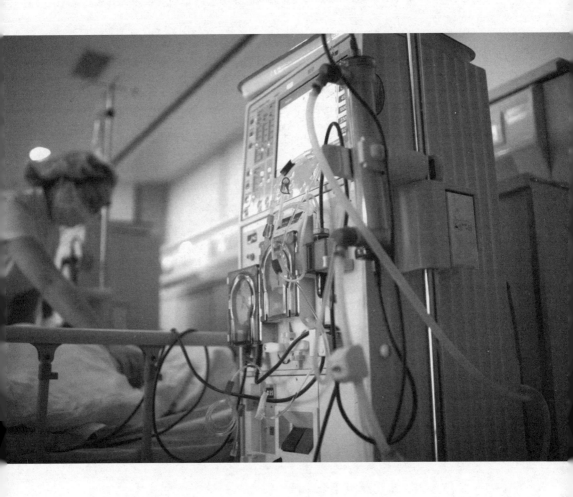

以患者为中心，建高品质的人文医院
——吴中人民医院"人文医院建设"三年工作思路

　　医院从来都不完全是科学之地。作为医患交流沟通、实施医疗服务的重要场所，医院离不开人文精神。人文关怀应该成为医院建设的出发点和目的地，成为医院管理的核心要素。为进一步改善医疗服务，营造温馨的人文诊疗环境，现就加强我院"人文医院建设"，我谈一谈三年发展的一些工作思路。

指导思想

　　"人文医院建设"指导思想是：深入学习贯彻党的十九大精神，深刻领会"没有全民健康，就没有全面小康"的精神内涵，在大力发展医疗技术、增强诊疗能力的同时，注重医学人文建设，把医学科学的求真求实与人文科学的求善求美有机结合起来，凭借医学人文精神的传承与发扬，在努力为患者提供人性化医疗服务的同时，以关爱患者身心、保障患者权益、改善患者就医感受为核心建设医院人文关怀制度，通过三年的逐步推进，增强医务人员的责任感和使命感，推动医疗卫生工作回归尊重生命、回归人文、回归公益的职业精神本源。

基本原则

✚ 以人为本，体现生命尊严

　　我们要牢记习近平总书记提出的"敬佑生命，救死扶伤，甘于奉献，大爱无疆"的医疗卫生行业职业精神，在工作中要具备同理心，从患者的安全、便利角度出发，在提高服务质量和效率、满足人民群众基本医疗服务需求的同时，尊重和维护患者权利，努力改善患者就医感受。

✚ 强化观念，转换医学模式

我们要始终围绕加强医疗行为的整体观念开展医院人文关怀制度建设，突出人体健康的统一性和完整性，强调人的社会属性和医学的人文属性；要遵循"不伤害""有利""尊重""诚信""共情"等伦理原则，努力打造医患共同体，共同应对疾病挑战，推动生物医学模式向生物-心理-社会医学模式转变。

✚ 融入制度，打造医院文化

我们要将人文关怀纳入医院文化建设的核心内容，与医院内部的专业制度、日常工作、程序流程、服务细节等深度融合，把人文关怀体现在每一项医疗服务过程中，通过褒奖先进、绩效考核、第三方测评等多种手段，加强对医务人员的激励导向，充分调动医务人员的积极性。

✚ 逐步完善，不断丰富内涵

医院人文关怀制度建设涉及医院、医务人员、患者、社会组织等多个维度，将换位思考作为制度设计的核心，以问题导向为改进工作的重点。重视医院人文建设，不仅要关心患者的就医获得感，也要关心医务人员的职业获得感。人文医院建设应该融入医院发展的战略，融入医院每一位工作人员的行为。

工作规划

✚ 2018 年为"人文医院建设年"

① 建设医学人文医联体。

我院将与南京医科大学人文社会科学学院在医学人文方面进行共建。聘请南京医科大学人文社会科学学院的王锦帆书记（博士生导师）为特别顾问，指导我院的医学人文建设研究和实践工作；挂牌"南京医科大学医患沟通研究基地"；积极创建南京医科大学人文社会科学学院人文专业实践基地、见习场所。同时，我院将积极选派人员攻读医学人文相关专业的博士学位。

② 建设人文关怀示范病区。

我院将与台湾慈济医院合作，通过基线评估、方案确定、人文讲座、精细化管理、流程重建、成效评估等程序，在全院开展"慈济人文"项目；在院人文医院建设委员会下设吴中人民医院"慈济人文"项目推进委员会；在 18 病区和 9 病区创建人文关怀示范病区的基础上，将取得的成绩向更多的病区和门诊科室推广。

③ 推行叙事医学与叙事护理，书写平行病历，出版人文书籍。

我院将推行叙事医学、叙事护理，通过自愿报名和科室推选相结合的方式建立院内平行病历写作队伍，通过培训使写作人员了解平行病历的写作模式和意义，提倡医务人员在从医过程中将正规病历之外的细枝末节、心理活动、家属感受、医患共情、自我反思等内容都记录下来，使临床医学更加富有人情味、更加充满温情，为紧张的医患关系"松绑"，令医学人文精神回归。同时我院将编辑出版《沟通源于心》等医学人文书籍。

✚ **2019 年为"人文医院建设深化年"**

① 系统地建立和管理志愿者队伍。

我院将整合院内各条线、部门、科室开展的志愿者工作，落实统一管理部门，制订全年的对外志愿者服务计划，同时做好年度预算。在此基础上，加强和社会上各志愿者服务社团的联系对接工作，按照医院实际情况，制定院外志愿者服务岗位，向社会征集志愿者，建立固定、有效的社会志愿者服务队伍。

② 开展院内"我最难忘/感动/……的一位患者"故事征集。

我院将在全院党员、科主任/护士长、老专家、高年资医务人员及年轻医务人员中征集工作生涯中最难以忘怀的一位患者的故事，以期展现良好的医患关系和人性中的真善美，拉近医患之间的距离。

③ 出版平行病历书籍。

医务人员是观察、治疗及记录疾病的群体，而患者是体验和叙述病痛的群体；医务人员身处寻找病因与病理指标的客观世界，而患者身处诉说身体和心灵痛苦的主观世界。我院将在推行撰写平行病历的基础上，做好相关资料的收集整理和平行病历的结集出版工作，使得医务人员在关注疾病本身的同时，也关注患者的内心需求。

✚ 2020 年为"人文医院创建年"

① 创建国家级的人文医院。

人文医院是医院在经营管理规范、综合实力增强的基础上，通过弘扬人文精神，营造医院内部以人为本的人文环境，运用体现人文关怀的服务手段去解除患者痛苦的一种医院发展模式。我院将在推进人文建设三年规划实施的基础上，争创国家级的人文医院。

② 对外大力宣传人文建设取得的成果。

"无人文，不医疗。"撰写人文病历，宣传皮肤病防治所的创建历史，给予麻风病患者人文关怀，建设两个人文病区，出版系列人文书籍……这些都是我院在人文建设方面的闪光点。我院将通过先期的规划和整理，形成理论成果，并通过不同的平台对外宣传和展示，在弘扬推广人文建设的同时，为医疗的发展发挥积极的良性促进作用。

③ 着手筹建医院院史和人文建设成果展示馆。

文化之贵，贵在积淀和传承。我院始建于 1987 年，于 1991 年正式对外开诊。2020 年正值我院开诊 30 周年前夕、二期工程将要竣工的特殊历史时刻。新老吴医人铸就了吴医辉煌业绩。为迎接 30 周年院庆，我院计划筹建医院院史和人文建设成果展示馆，深挖医院自身底蕴和文化内涵，系统地展示医院历史沿革。

（2018 年 2 月）

医患共策，携手共进
——战胜病魔带来的痛苦和绝望

在刚刚结束的苏州市 2017 年医院工作总结大会上，苏州市卫生计生委谭伟良主任在他的工作报告中多次提到 2018 年的医院工作要高度重视人文医院建设，并反复强调"医患共策是人文医院建设的核心"，为我们建设人文医院、更好地服务患者指明了方向。

医患共策即医患共同决策，是指医生与患者对各种治疗方法的各种结局进行充分讨论，最后得出体现患者最大利益、双方都能够接受、适合患者的个性化治疗方案。近些年来，医患共策逐渐引起了国内外医学界的关注。

学术界的共识是，在当前医方主导临床决策的事实面前，推行医患共策有利于临床诊疗决策的完善和个性化，有利于拉近医患之间的关系。随着医学的人文性愈来愈受到医患双方的重视，作为一种新的医疗文化模式，医患共策模式越来越受到当今社会的关注。

医患双方因为各自所处的地位、对医学的认知等方面的差异，在临床实践中会存在分歧。这种分歧很容易公开暴露，表现为医患之间的摩擦、对立甚至对抗，严重影响了医患和谐。

20 世纪后期，市场经济的发展确实弥补和缓解了国家医疗投入不足的问题，增加了医院和医务人员的收入，但同时医患之间的矛盾也因医疗的物质化和医生的趋利倾向而逐渐加深。

在当前盛行的生物医学模式面前，医生是以解除患者病痛的角色出现的，处于明显的强势地位；患者则是因为有病要治而有求于医生，处于明显的弱势地位。医生关注的是疾病，是检查结果，是各种数据和图像，很少注意到疾病对患者的影响；患者则更多地从社会角度去认知疾病，会想到自己的工作所受到的影响，想到家里老人的赡养和子女的抚养等问题，从而产生一系列的心理忧虑。

虽然医生的期望和患者的期望是一致的，即医生希望自己的诊治获得成功，患者也希望医生诊治成功而减轻或消除自己的病痛，但医患之间还是有着不同之处，因为有些医生会过分追求新技术、新疗法，无视患者的痛苦与费用，甚至不惜损害患者的健康，而此时患者常常会怀疑医生的诊疗措施，于是就睁大了自己警惕的双眼，随时准备反击。

在中国当前的医疗环境下，医患共策究竟有何现实意义？

我在之前出版的几本医学人文书籍里，曾花过很大的篇幅讨论医学人文在医患沟通、医德构建和医患双方对待疾病的态度等方面的重要性以及实施的必要性。但是，医学人文的内涵绝对不仅仅是这些，它还有一个技术层面的内涵，那就是医患共策。

医患共策跳出了单纯的生物医学模式，遵循了生物-心理-社会医学模式。生物-心理-社会医学模式是对生物医学模式的一次重大超越，要求临床医学不仅要研究自然人，还要研究人的心理状态和人所处的社会环境。这个模式符合"以患者为中心"的原则。

医患共策要求我们以生物-心理-社会医学模式来面对患者，尊重患者，敬畏生命，不是从细胞、组织、器官的层面去看病，而是从"全人"的层面去为患者提供人性化的医疗服务。

很显然，医患共策让医生俯下自己的身子倾听患者的心声，在产生共鸣的同时走进患者的内心深处。但是，医患共策绝不仅仅是为了改善医患关系，而是医学回归初心的必然！真正的医患共策是以医疗决策为主轴，贯穿于医患之间深度的、交心的、人文的沟通与交流中，为医患双方提供了充分互动的机会。在这一过程中，医生了解了患者，患者也了解了医生，体会到了医生的良苦用心，医患之间的各种意愿得以充分表达，分歧得以消除，医患同心的医疗格局得以形成。

在医患共策的过程中，深度的、交心的、人文的沟通有利于医患双方达成对治疗方案的共识并确定个性化诊疗方案，可以增加患者的依从性，调动患者的积极性。因此，无论从治疗策略上看还是从医德操守角度看，医患共策都有着积极的意义。

从医生的角度来看，医患共策让医生与患者有了共同的情感共鸣，从而放下了自己的包袱，减轻了肩上的压力。在现实环境下，我国医患关系之所以那么紧张，主要是因为信息不对称，导致患者对医疗知识知之甚少，对医疗方案甚至一无所知，一旦发现不良医疗后果产生，就容易迁怒于医院和医生，从而引发纠纷。

当然，推行医患共策，绝不是为逃避责任寻找任何借口，而是为了让患者了解医生、了解医学、了解疾病，使医患更贴近，相互之间更理解。

从患者的角度来看，医患共策可以让患者感受到医生的无私和医学的局限性。在许多疾病面前，也许在技术上目前的医学科学无能为力，但是诚如美国医生特鲁多所说，"有时去治愈，常常去帮助，总是去安慰"，对于患者来讲，医生所开的处方不仅包括药物和手术刀，还包括爱的语言。对于处在痛苦中的患者而言，爱的语言能给予他们心灵的抚慰和继续前行的勇气。

在吴中人民医院，处处都散发着医学人文的光辉。譬如在肿瘤科，我们的医务人员实施临终关怀与安宁疗护，以爱心、耐心和责任心细心认真地对待每一位患者。有的患者已经处于癌症的终末期，面临多种并发症，非常痛苦，但是我们的医务人员通过精心治疗、细心呵护和耐心安慰，尽可能使他们能舒适、平静、安详、有尊严地度过生命的最后阶段。有些患者去世后，其家属还送来锦旗和感谢信，感谢医务人员对患者的关心和照顾。

医生并非万能，医院也无法做到"包治百病"。医患共策是针对患者的病情以人文的方式进行的专业性沟通。医生应充分尊重患者的知情权、选择权，充分了解患者的病情与家境，充分满足患者的心理需求和医治诉求，充分同情患者的无奈绝望与忧伤悲寂，同时明确无误地告诉患者或家属真实的情况和所要采取的治疗措施，以及为什么要这么做。

在许多患者看来，患者真正决策的主题不可能是专业上的优劣，而是生活上的好坏。患者不同于医生，他们更关注的肯定不是疾病的发病机理，而是医生是否真的关心他们。良好而健康的医患关系需要医生扮演引导者和建议者的角色，在提供医疗服务的过程中，真正体现出对患者权利的尊重。

医患共策将使生命变得更加美好！

（2018 年 2 月）

医患携手，构建命运共同体
——医患共策中的人文关怀

医患共策是人文精神的核心体现

作为一种新的医疗文化模式，医患共策无论在医学伦理层面、医学人文层面上，还是在医疗技术层面、医患关系层面上，都有着显著的先进性和时代特征。它是一种民主决策，重点在"共策"两个字上。它打破了传统的"以医为大"的观念，充分尊重患者的生命与权利，体现出一种超越了生物学意义的"全人"关怀。由于互相理解、互相走近、互相融通，医患之间基于这样一种特定的互动关系可进行充分合作，进而在较高层次上结成一种全新的医患命运共同体——利益、情感、道德、价值综合在一起的共同体。

在医患共策的过程中，医生要耐心倾听患者的诉说，共享患者的临床叙述，充分尊重患者对于疾病叙事意义的理解。通过与患者进行临床思维与就医思维交相融合的沟通，医生能走进患者的内心，体验其心灵的痛苦。这时候，医患之间形成了共情感、同命运的局面，医生对患者真正做到了德术并重，诚信友善，自觉尊重患者，全面关爱患者，在治疗策略上让患者充分知情，从患者的角度出发去寻找最佳的诊疗方案，给予患者人格上的尊重和身心上的治疗，使医学处处展现出温情的一面。

在医患共策的过程中，患者能够充分感受到医生的爱心与无私，从而打消自己的疑虑和困惑，产生安全感和信赖感，增强自己战胜疾病的信心，充分调动抗病潜能，使治疗达到事半功倍的效果。医患共策使患者对医学的局限性甚至当代医学的一些无奈之处也有了不同以往的认识。在医生的关爱、帮助与安慰下，患者就此得到了心灵的抚慰，从而有了勇气和力量。

在传统的临床决策过程中，医生基于专业知识、设备、药物和旧的习惯建立起来的高高在上的优势地位与患者的弱势地位之间不存在平等合作的基础。这严重阻碍了医患之间的沟通交流和和谐共处。医患共策的实施使医生的职业内容变得更为广泛和人性化了。医患命运共同体的建立有效地打破了长期以来阻碍医患携手共进的藩篱。在共同的奋斗目标下，医患双方的合作关系变得平等有效了，医学由此出现了医患同心的暖人景象。完全可以这样说，医患共策是人文精神的核心体现，点亮了医学的人文之光。

医患共策使冰冷的技术变得温暖

在传统临床决策模式中，医患之间缺乏技术层面的沟通。医疗技术方面的内容通常都由医生说了算，或者向患者简单通报一下，抑或提出几个诊疗方案让患者来做选择。这时的医疗技术是冰冷的，患者是消极的、被动的、不被尊重的，医患之间的不平等状态几乎没有任何改变。而医患共策则围绕着医疗决策这根主线。在这个过程中，医生俯下身子使自己的优势地位与患者的弱势地位处于平等状态，与患者进行多次沟通交流与深度交心，为医患双方提供了充分接触、深入了解的机会。医患共策是医生与患者站在一起，对生命进行哲学思辨的过程，不仅使医生加深了对病情的了解，感受到了疾病所带来的痛苦，理解了患者，也使患者知晓了自己的病情，明白了各种诊疗技术的利弊与局限，理解了医生，同时也感受到了医生对自己的关爱，体会到了医生的良苦用心。在这个过程中，医患双方的各种意愿尤其是患者的心愿能够得以充分地表达，分歧能够逐渐消除，最后医患将达成共识，从而共同做出决定。

医生在与患者进行技术层面的沟通时，应根据不同的对象由浅入深、自简到繁地选择不同的方式。从医生的角度来讲，医患共策让医生与患者有了情感共鸣，医患之间变得相互信任，医生得以放下自己的包袱，与患者以心交心，直至深度交心。在现实环境下，我国医患关系之所以紧张，主要是因为信息不对称，医患沟通不顺畅，导致患者对所患疾病了解得很少，对医疗技术甚至一无所知，对医疗结果的期待过高，从而对医生产生了许多误解。医患共策通过医生与患者的深度交心，使现代医学向前迈出了一大步，其所指导的医疗实践思维变得更加开阔、更加全面，患者的知情权、同意权、选择权得到了充分的保障，共同决策形成的临床诊疗方案更趋向于个性化、人性化，变得更加完善、合理。

医患共策体现了一种"全人"的关怀

1977 年，美国精神病学和内科学教授恩格尔在《需要新的医学模式：对生物医学的挑战》一文中，批评了生物医学模式的局限性，提出了生物-心理-社会医学模式。

生物-心理-社会医学模式是对生物医学模式的一次重大超越，在关注人的生物属性的同时关注人的社会属性，使临床医学的研究对象不仅是自然人，还有人的心理状态和人所处的社会环境。医患共策实际上就是要超越生物医学模式的局限，实现医学模式向更高层次的转变，在注重人的生物属性的同时，还重视人的社会属性与心理活动。它要求医生以生物-心理-社会医学模式来面对患者，尊重患者，敬畏生命，不仅从细胞、组织、器官的层面去看病，还要从"全人"的层面去为患者提供人性化的医疗服务，让患者能够真切地感受到来自医方的人文关怀。

医患共策结合了治病救人的科学精神和以人为本的人文关怀，其核心要素是"共情"和"共策"。当医生俯下身子倾听患者讲述疾病故事的时候，医患之间的距离一下子就被拉近了。在产生心灵共鸣的同时医生走进了患者的内心深处。医生除了看见"病"外，还看见了充满情感的"人"。

在诊疗疾病时，如何为患者做情绪疏导，从而增强患者战胜疾病的信心？如何帮助患者正确地认知疾病、渡过生命的重要关口？如何最大限度地减少患者的身心痛苦？在制订手术方案时，如何尽可能减轻手术所带来的机体损伤和心灵伤害？当一个未婚少女被诊断出子宫、卵巢等方面的疾病时，怎样尽最大的可能去保留她的生殖功能而给她一个美好的未来？某些尚未得到充分肯定的新技术、新疗法，是否要在患者身上应用？在选择药品、耗材的时候，是否需要考虑患者的经济状况？这些问题既是生物学层面的医疗技术问题，也是医学人文问题，是医患双方必须一起面对、共同考虑的问题。

超越生物医学的局限，注重人的社会属性，将疾病和健康的生物学问题建立在人类经历的生物、心理和社会的情景下，给患者以"全人"的关怀……医生给患者提供的这些超越生物医学的心理与社会帮助，极大地减少了患者心灵上的痛苦与忧虑，从而增添了医患共同战胜疾病的勇气与力量。

医患共策体现了医生对患者的尊重

病魔的无情让患者和医生走到了一起，在共同抗击疾病的过程中，因共情而成为亲密的"战友"。在这个并肩作战的过程中，患者看到了医生对生命的敬畏和对自己的尊重，从而有了抗击病魔的信心、勇气和力量。实际上，医患共策的目的就是让医患携起手来，互相支持、互相勉励，共同战胜病魔。

从患者的心理需要来看，患者生病住院后，其社会角色随之转变，一下子变成了一个需要帮助的人，处于被支配的地位。这时候，患者在身体、心理和社会关系等方面都迫切希望被别人认可和尊重。患者在生命处于低谷的时候，不仅希望获得医生的关注，还希望得到医生的重视和尊重，并且希望能与医生建立良好的关系。

从医患共策的实施过程来看，医生与患者充分地沟通与交流确实能够带来相互之间的理解，而让患者在医生的帮助下参与诊疗方案的决策更使患者真切地感受到了来自医生的尊重。共同决策的一个关键词就是"尊重"：医生针对患者的病情以人文的方式与患者进行沟通，理解患者、同情患者，充分了解患者的病情、家境与内心诉求，充分尊重患者的各项权利，将可供选择的诊疗方案详尽地向患者做解释与说明，在患者真正听懂并正确理解后，帮助患者进行分析，与患者共同做出客观、合理的选择。

医患共策突出了医生的责任，使医患之间充满了人情味

在这个医疗卫生观念、身心健康观念以及诊疗保健观念都发生着变化的时代，无论从治疗策略、医患关系上看，还是从医德操守、职业信仰上看，医患共策都有着十分明显的时代特征和积极意义。它并不是在诊治疾病的过程中简单地主张医患平等，也不是通过知情同意、共同选择而达到医患共同决策的目的。它在强调医患互相理解、互相尊重的同时，进一步突出了医生的责任，要求医生心怀良知，善待患者，一切以患者为重，主动承担起维护患者身心健康的责任。

医生必须加强学习，不断提高自身的医德修养与医疗技术水平，努力培养自己的沟通能力、共情能力和决策能力，以将心比心的情怀去感受患者的病痛，以生命的守护者和灵魂的陪伴者的姿态去帮助患者正确面对疾病、树立信心，让患者处处感受到医学的人性温度，在医生的帮助下积极参与到医疗过程中。

医学不是纯粹的科学，它是人类情感或人性的一种表达，具有深厚的人文底蕴。患者的病痛与不幸能够激起医生的爱心与同情心，让医生更加明白自己肩上所扛责任之重大。实施医患共策时，医生更要主动承担起启迪患者、激励患者、帮助患者的责任。医生开给患者的第一张处方应该是关爱，因为关爱是人间最好的良药。

事实上，关爱无处不在，体现在医生的举手投足之间。比如倾听，它是医生对患者的一种无声关爱。通过耐心倾听患者的疾病叙事，医生能理解患者的痛苦，进而与患者产生共情。又如沟通，它是医生关爱患者的另一种表现形式，也是医患共策的基础。通过与患者一次次交心的沟通，医生能走进患者的心灵，从而与患者互相信任、互相依赖。再如共情，它充满了医生对患者的关爱，是共同决策的核心要素，也是人文关怀的最高境界。共情能使医生和患者产生情感共鸣，让医患共同走进彼此的心灵，获得共同的情感体验。此时医患之间已经不仅仅是利益的共同体，更是情感、道德与价值的共同体。

医患共策开创了医患一体、携手共进的新局面

在生物医学模式下，医生与患者由于所处的地位不同，医学知识水平的不对称，对疾病的感受存在差异性，因此很容易在临床诊疗过程中出现分歧。虽然医生的期望和患者的期望是一致的，即医生希望自己对患者的诊治获得成功，患者也希望医生的诊疗效果非常好，从而减轻或消除自己的病痛，但医患之间还是存在着不同之处。此刻，医患双方虽然在抗击病魔的同一条战壕里，但是所思所想并不一样，医患之间的隔阂很深，矛盾随时都有可能爆发。

为了改变医患之间互相猜忌、互相提防的状况，医务界针对生物医学的弊端提出了"以患者为中心"的服务理念，强调了对患者知情同意权的尊重。然而实施的结果并不理想，医患之间的隔阂与猜忌并没有被消除，医患矛盾依然很深。医患共策的提出，并且被逐渐运用于医疗实践之中，为增加医患信任、消除医患分歧、构建医患和谐带来了希望。

实施医患共策后，医生真正把患者当成了有血、有肉、有感情的人，用生物-心理-社会医学模式来指导医疗实践，尊重患者的人格，同情和理解患者的处境，用心倾听患者的疾病叙事，感受患者的担忧、不安和辛酸，用医学的温情去抚慰患者那颗受伤的心灵。作为患者，在与医生一次次交心的沟通中，会对医生产生信任和依赖，从而打开自己的心扉，把心中那些平时对亲人都不说的话吐露出来。在医生的帮助下，患者将平等参与到诊疗方案的讨论和选择之中，而医患双方通过反复讨论，最后将共同做出风险最小、获益最大的诊疗决策。在整个过程中，医生与患者始终在同一条战壕里面对共同的敌人——疾病，互相信任，互相理解，互相支持，密切配合，并肩迎接美好的明天。

医患共策，提升了医生的人文素养，培养了医生的医德情感，消除了患者的疑虑，保障了患者的利益，增进了医患之间的感情，构建了医患命运共同体，开创了医患一体、携手共进的新局面，使医学展现出最美好的一面。

（2018 年 3 月）

学习慈济经验，建有温度的人文医院
——在"慈济人文"项目启动仪式上的讲话

　　阳春三月，春风拂面。在这美好的时节，我们欢聚一堂，迎来了苏州市吴中人民医院"慈济人文"项目的启动仪式。今天的活动同时也是吴中区医学会"医学人文学组"的第一次学术活动。在此，我谨代表吴中人民医院全体员工，对长期以来关心、支持医院发展的各位领导、各位同人表示衷心的感谢，对远道而来的台湾慈济医院的各位专家和吴中区各兄弟单位注重医学人文的各位同人表示热烈的欢迎！

　　随着社会文明程度的不断提高和医改的进一步深入，患者对医疗的需求从单纯的疾病诊治向人文关怀转变，医院内部人文建设及提升患者就医满意度的需求也越来越大。医院作为医患沟通交流、实施医疗服务的重要场所，离不开医学人文精神和医学人文关怀。如何顺应时代的需求与时俱进？如何通过加强管理，使医院的人文建设水平、服务质量、患者满意度都得到提升？这些问题已经成为医院管理者必须认真思考并勇于实践的重要课题。

　　近年来，吴中人民医院坚持"一手抓学科建设，一手抓文化建设"的发展理念，致力人文医院建设的探索和实践，并取得了一些成绩：医院在医疗质量和服务水平方面都有了很大的提高，2016 年获得了"江苏省文明单位"称号，2016、2017 年连续两年被评为"改善医疗服务示范医院"；2017 年口腔科被评为"改善医疗服务优质示范岗"；《医之魂》《支医日志》《丛林记忆》《仁心仁术》等医学人文著作获得了国家、省、市级奖项。同时，医院里涌现出了一大批先进典型，特别是后勤科的项军方同志在 2017 年被中央文明办授予"中国好人"称号，成为我院精神文明建设和人文医院建设史上的又一个亮点。

2018 年是我院的"人文医院建设年"。我院确立了"一个主题、两个目标、三个提升"年度规划，期待通过人文医院建设，进一步提升全院职工的人文情怀，把人文关怀贯穿到医疗服务的全过程，使医学科学的求真求实与人文科学的求善求美有机地结合在一起，凭着医学人文精神的传承与发扬，将吴中人民医院打造成"有温度的人文医院"，从而推动医疗卫生工作回归尊重生命、弘扬人文、社会公益的职业精神本源。

为了实现这个宏伟的目标，在上级领导的关心、支持下，我院和台湾慈济医院经过多次协商，确定在我院开展"慈济人文"项目。台湾慈济医院近 30 年来，本着"守护健康，守护生命，守护爱"的医学人文理念及精细化、规范化、科学化的先进管理理念，走出了一条人文建院的新路子，在台湾享有盛誉。因为台湾慈济医院有着深厚的医院大爱文化，在台湾独树一帜，所以它的建院模式成为台湾各医院争相效仿的模式。台湾慈济医院在人文建院的过程中，曾与福建和浙江的公立医院合作，帮助这些医院做医学人文的相关培训，取得了非常好的成效，积累了丰富的医学人文培训经验。今天，我们在吴中人民医院开设"慈济人文"项目，对全体吴医人来说，是一件大事情，必将对医院今后的发展产生非常积极的影响。

本次"慈济人文"项目安排了丰富的内容。今天的启动仪式结束后，有关专家就将对吴中人民医院全体中层以上干部和部分骨干人员进行医学人文知识的培训。整个培训将分 2 次共 4 天时间完成。培训内容包括 20 多个课题，如：慈济医疗的核心价值观、爱的进行式志工关怀、以爱相随"五全"照顾、营造人性化的通报文化、慈济护理管理理念、全人照顾等。这些课程将围绕"以人为本、敬畏生命、医患共策、全人医疗"展开，由台湾慈济医院拥有丰富医疗护理经验和深厚人文素养的专家讲授。相信我们在场的每一个听课者都将受到有关医学人文的教育，获得许多启发，使自身的人文修养得到提升。

本次"慈济人文"项目还包括在吴中人民医院建两个人文关怀示范病区。我院已经选定了 9 病区和 18 病区作为试点，拟定了人文关怀示范病区要解决或提升的 10 个项目，包括运用人文关怀计划提升护士站护士的满意度、推动病区高危患者早期介入以减少医疗危害、患者安全交接、护士长的护理行政能力培养、急诊患者转入病房的流程规范化、加强出院流程的顺畅性、战略管理及年度工作、透过考核表加强职能科室主任的积极性、会议管理、质量管理系统建立与质量管理手法导入等，以期通过人文关怀示范病区建设来提升医疗质量和服务水平，从而体现医学作为一门人学的人文情怀。

我们真切地期望通过实施"慈济人文"项目，引进慈济医院深厚的医学人文实践经验和精细化、规范化、科学化的先进管理理念，进一步提升吴中人民医院全院职工的医学人文素养，改善质量流程，强化医院精细化管理，将吴医人打造成"有温度的健康卫士"和"有温度的白衣天使"，真正使吴中人民医院成为"医界清流"和"人文典范"。

最后，衷心感谢台湾慈济医院的各位专家不辞辛劳，前来为我们授课，感谢兄弟单位各位同人对吴中人民医院建设与发展的关心和支持，感谢在座的各位吴医人这些年来在医院医疗护理岗位上的辛勤付出。预祝本次"慈济人文"项目获得圆满成功！

（2018 年 3 月）

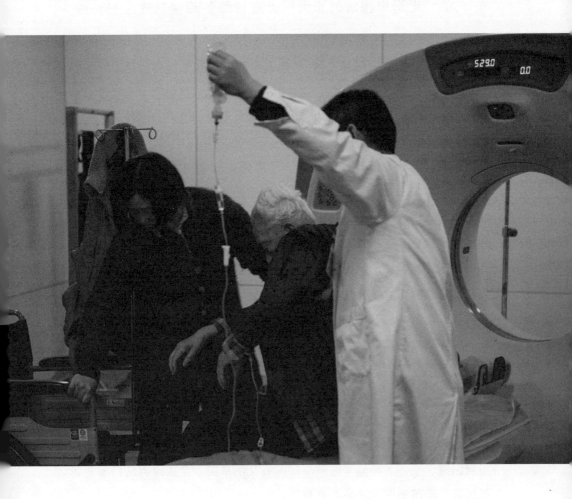

引进优质资源，造福吴地百姓

——在"走遍中国前列腺大型公益活动"启动仪式上的讲话

在这花红柳绿的阳春三月，"走遍中国前列腺大型公益活动"在苏州市吴中人民医院如期举办。这是由中华医学会泌尿外科学分会主任委员孙颖浩院士倡议发起，中华医学会泌尿外科学分会和全国医师协会泌尿外科学分会共同主办的一项全国性大型公益活动。

这项公益活动自 2016 年开始，迄今为止已经成功举办了 6 期。第 7 期活动于 2018 年 3 月 24 日在全国多地同期开展。苏州吴中站活动由上海市第十人民医院泌尿外科牵头，苏州市吴中人民医院承办。活动内容包括启动仪式、专家义诊、病友交流会、学术讲座、公益手术等。我院十分珍惜这次合作的机会，决心将这次活动办出特色、办出成效，切实为人民群众提供一些方便、解决一些问题，进一步扩大"上海市第十人民医院苏州前列腺专病诊疗中心"的影响力，走好我院与上海市第十人民医院泌尿外科友好合作的第一步。

苏州市吴中人民医院经过近 30 年的建设和发展，现在已经成为一所集医疗、教学、科研、预防保健和急救于一体的综合性医院，目前拥有 4 个苏州市临床重点专科、1 个苏州市临床重点专科建设单位、2 个苏州市危重病救治中心和 2 个省级会诊中心，是苏州卫生职业技术学院附属医院、扬州大学教学医院、江苏省文明单位、全国改善医疗服务示范医院、江苏省医德医风教育基地。

泌尿外科是我院重点发展的一个临床专科。近年来随着微创腔镜技术的发展，我院泌尿外科正在大力开展腔内泌尿外科手术，主要包括经尿道前列腺等离子电切术、经尿道膀胱肿瘤电切术、输尿管硬镜及软镜下钬激光碎石术、经皮肾镜碎石术及泌尿外科腹腔镜技术等。同时，在泌尿系肿瘤手术方面，特别是腹腔镜下前列腺癌根治术、腹腔镜下肾癌根治术、肾上腺肿瘤切除术等方面，泌尿外科也积累了丰富的经验，致力以最小的创伤给患者带来最大的诊疗效果。

大家知道，随着新医改的不断深入，分级诊疗工作也在不断深化。通过医联体建设，一级一级引进优质医疗资源，建立健全医联体内上下联动、优势互补、资源共享、分级诊疗的机制，是目前进一步深化医药卫生体制改革、解决人民群众看病难问题的有效途径。

今年年初，苏州市人民政府印发了《苏州市健康市民"531"行动倍增计划实施方案》，其中特别强调了通过医联体方式增强医院综合服务能力和专科服务能力，充分发挥医疗资源效能，形成新的高效的运行机制，更好地满足广大人民群众不断增长的医疗需求。

去年，吴中区卫生计生局提出了"三年行动提升计划"和"三医联动"方案，要求建立区域内上级医院带下级医院及社区卫生服务中心的服务模式和医疗、康复、护理有序衔接的服务体系，构建分级医疗、急慢分治、双向转诊的诊疗模式，促进分工协作，合理利用资源，方便群众就医。

正是在这样的政策背景与形势下，我院与区域内 6 家一级医院建立了医疗联合体，实施分级诊疗。同时，上海同济大学附属第十人民医院泌尿外科与我院泌尿外科结成了医联体，并且在我院建立了"上海市第十人民医院苏州前列腺专病诊疗中心"，将对我院泌尿外科的医疗技术、教学实践、科研活动等进行全方位的指导。通过这样的合作整合医疗资源，将上海三甲医院的优质医疗资源与技术下沉到基层，必将大大提高吴中区区域范围内泌尿外科的整体技术水平和服务水平，从而让广大患者获得更加优质高效的医疗服务，使老百姓在家门口就能够享受到上海顶尖专家的医疗服务，同时快速提升我院泌尿外科的专科诊疗水平。

借着今天的机会，我谨代表苏州市吴中人民医院全院职工，向给予我院关心、支持和帮助的上海市第十人民医院泌尿外科表示最衷心的感谢！再次真诚地欢迎上海市第十人民医院泌尿外科姚旭东教授带领的专家团队的到来！

　　我们相信，通过竭诚合作，我们与上海的同行必将收获真挚的友谊，为吴中区打造一支更加优秀的泌尿外科医疗队伍，从而更好地为吴中区广大前列腺患者提供优质的服务。

　　同时，特别感谢今天积极前来参加活动的老病友。你们的信任是我们前进的最大动力！祝你们健康、幸福、快乐！

　　最后，预祝本次"走遍中国前列腺大型公益活动"取得圆满成功！谢谢大家！

（2018 年 3 月）

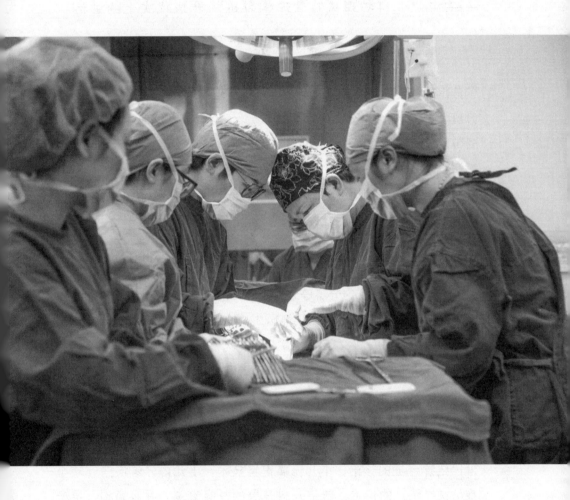

加强风险防范，确保患儿安全

——在"儿科护理风险管理学习班"开班仪式上的讲话

在这春暖花开、草长莺飞的阳春三月，由苏州市吴中人民医院承办的苏州市继续教育项目"儿科护理风险管理学习班"今天在这里正式开班了。在此，我谨代表我院全体职工，对全市各医院前来参加学习的各位同人表示热烈的欢迎，对今天给我们授课的各位老师表示衷心的感谢！

本次我院承办的这个继续教育项目——"儿科护理风险管理学习班"的具体工作主要由我院儿科负责。下面我先向各位介绍一下我院儿科的一些基本情况。

我院儿科由普通儿科与新生儿科组成。普通儿科又分设了小儿呼吸、小儿消化、小儿内分泌等专业组。目前儿科共有床位 75 张，其中新生儿科床位有 25 张。儿科现有医生 17 名、护士 31 名，近 3 年来年门急诊量约为 10 万人次，年出院总量约为 4 000 人次。2017 年，儿科被评为苏州市临床重点专科建设单位，同时还成功创建为苏州市危重新生儿救治中心。

我院儿科目前的主要临床特色是：小儿难治性肺炎、支原体肺炎的诊治，儿童哮喘规范化吸入及标准化变应原的免疫治疗，皮肤黏膜淋巴结综合征的诊治，小儿无痛胃镜技术，小儿内分泌疾病（矮小症、性早熟）的诊治；新生儿科开展的呼吸衰竭，呼吸窘迫，早产儿、低体重儿相关并发症的诊治，高危儿的产时监护，母婴同室的新生儿系统管理；等等。基于儿科医疗的快速发展，在儿科护理方面，专科护理队伍建设、护理延伸服务、人文护理、教育科研等工作也取得了长足的进步。

在社会不断发展进步的同时，人民群众对医疗工作和护理服务的要求也越来越高。作为医院里的一个较为特殊的科室，儿科承担着全面研究小儿身心发育、保健以及疾病防治的重任。之所以说儿科是医院里的一个较为特殊的科室，是因为儿科患者这一群体具有语言表达能力差、不能很好地配合诊疗、发病急、病情复杂又瞬息万变等特点。由于儿科患者的特殊性，加上儿科用于诊疗的各种仪器设备多，护理操作复杂，以及患者家属的期望值较高，因此儿科医务人员要具有更加扎实的临床基本功、敏锐的洞察力和高超的采集病史技巧与语言沟通技巧。

儿科护理工作中所存在的风险比较大。一旦风险事件发生，患儿和医院都会受到很大的负面影响。因此，加强医院儿科护理管理过程中的风险管理具有非常重要的现实意义。科学合理的风险管理在儿科护理工作中起着重要的作用。提前对工作中的风险进行识别并及时排除，能降低儿科护理过程中的风险发生率，是医院提升服务质量、保障患儿安全的重要举措，可以改善护患关系，提高患儿家属对儿科护理工作的满意度。在本次"儿科护理风险管理学习班"培训项目中，我们安排了丰富多彩的内容，特别邀请了上海复旦大学附属儿科医院护理部顾莺主任主讲"基于 JCI 标准的护理质量管理"，上海交通大学附属儿童医学中心护理部任素琴主任主讲"小儿呼吸护理"，苏州大学附属儿童医院护理部姚文英主任主讲"危重症患儿护理质量管理"，以及我院护理部宋伟华主任主讲"儿科护理安全管理"，儿科高兰平主任主讲"重症肺炎合并心衰诊疗新进展"，儿科王芳护士长主讲"小儿静脉输液管理"，新生儿科张文英主任主讲"新生儿疾病早期识别"，新生儿科伍冬护士长主讲"新生儿皮肤管理"。希望通过本次"儿科护理风险管理学习班"的学习，大家能够进一步强化风险管理意识，掌握更多的风险管理知识，进一步完善风险管理体系，以更加周到的服务、精湛的技术和科学的管理保证患儿的安全，提高患儿及其家属的满意度。

希望大家通过本次项目培训，能够扩大知识面，提高自己的综合素质，将学习到的知识运用到今后的工作之中，进一步增强自身的工作能力，将儿科护理风险降到最低，确保广大患儿的医疗安全。

最后，预祝本次学习班取得圆满成功！祝大家身体健康、工作顺利、万事如意！谢谢大家！

（2018 年 3 月）

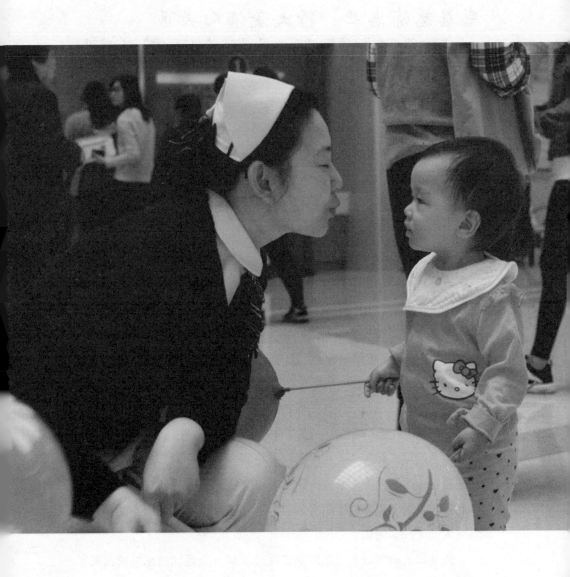

感恩慈济志业，将大爱洒向吴医

——"慈济人文"项目"医学人文与全人照护"系列讲座 听后感

为了培养"以人为本，尊重生命"的医疗专业人才，于医疗照护中注入慈济人文精神，提升照护质量，苏州市吴中人民医院与台湾慈济医院联合开展了"慈济人文"项目。项目内容包括 3 月 17、18、31 日和 4 月 1 日为期四天的"医学人文与全人照护"系列讲座以及 9 病区和18 病区两个人文关怀示范病区的建设。

在四天的系列讲座中，来自慈济医院的林碧玉副总执行长、李毅医务秘书、章淑娟主任、林宜静护士长、王婉详督导、李孟蓉督导、沈芳吉主任、张幸龄主任、王淑珍主任等医学人文与医政、护理管理专家，就"慈济医疗的核心价值观""志工伴我行""慈济护理的承先启后""慈济护理管理理念""护理实证的应用""慈济医护人文""人性化照护在慈济""全人照护——危重症管理""全人照护——呼吸照护""全人照护——产科照护""全人照护——外科质量管理""全人照护——失智症管理""全人照护——安宁疗护""长照与出院准备服务""营造人性化的通报文化""从生手到专家培育""新进人员的人文教育——从医院到小区""人文照护计划"等丰富多彩的内容，对我院全体中层以上管理人员、部分骨干医务人员、两个人文关怀示范病区的全体护理人员进行了授课培训。

通过四天的培训，大家对慈济医院及其人文现状的相关情况有了一定的了解。慈济医院的医疗与人文是慈济四大志业——慈善、医疗、教育、人文的重点部分。慈济医院作为佛教医疗机构，开业至今，历经风雨考验，树立典范，以特有的慈济人文精神，践行医学的使命，蜚声海内外。

慈济医院以患者为中心，深入细节，关注患者及家属的心理需求，辅导家属照顾返家患者，并提供居家访视照护，成为台湾医疗史上人文医院的典范。慈济医院除了成立各专科医学中心为患者提供优良的基础医学及高科技临床医疗服务外，还推出了一大特色服务——志工服务。在慈济医院，每天都有数百名志工坚守在各个医疗岗位上，不分假日，不畏风雨，将慈济医院的真善美传递给每一位患者和家属，成为医疗团队的得力助手。

慈济人文志业是慈济守护道德的盘石。其人文内涵有它自己的阐述："人"是人品典范，"文"是文史流芳。慈济人文志业以人为本，期待人人都依循伦理，敬天爱地，培养自己的内在品德，而仪表言行都能守分合宜，让人欢喜。慈济医院许多一流的医学大家都能够弯下腰来，为那些最平凡的患者服务，并以付出为感恩，以辛苦为幸福，其人品令人敬佩。

"以人为本，尊重生命"是慈济医院的宗旨，"守护生命，守护健康，守护爱"则是慈济医院永恒不变的终极任务。慈济医院的精髓是人文医疗，其核心是以人为本，推动"全人医疗"。慈济医务人员不求回报，把医疗护理工作当作一个助人的专业、一个关怀的专业、一个爱的专业。尊重生命的理念根植于他们的心中。他们不只是一时去抢救患者的生命，而是要长久地守护患者的身心安康。他们要照顾的不只是"病"，还有"人"。他们珍惜每一次与生命的交融。

在整整 4 天的培训中，听到那么多典范的真实故事，我每天都被爱和感动包围着。这次培训给我留下深刻印象的，首先是各位授课老师都心怀大爱，乐观开朗，热爱生活，尊重生命，热爱医护工作，事业心强，技术精湛，有同理心，是真正的"大医王"（医生）和"白衣大士"（护士）。他们每一个人都面善和蔼、仁慈从容。在培训中，老师们都非常用心。他们用心讲，我们用心听。他们向我们娓娓道来，讲述一个个人文医疗故事，真实地再现了慈济的昨天和今天，展示了慈济的明天，演绎了慈济人文的博大精深。在这个过程中，他们与我们有了心的交流，产生了心灵的碰撞与共鸣。其次给我留下深刻印象的是慈济医疗确实是名副其实的人文医疗。在医务人员诊疗患者的每一个环节中，我们都可以感受到慈济人浓浓的人文情怀与人性温度。一个个人文医疗故事使听者心海翻波、泪湿眼眶。而慈济的志工不但志愿服务，其中许多人还自愿于往生之后，献身医学解剖，担任以身示教的"无语良师"。据一位老师介绍，捐献遗体的一位志工生前对医学生留下殷殷叮嘱："你们可以在我的身上划错二十刀，但不能在病人身上划错一刀。而当你们在我身上划下第一刀时，也正是我心愿圆满的时候。"当我们从课堂播放的影像中看到医学生在开课前流着泪向"无语良师"鞠躬时，我们的泪水也止不住流了下来。

4 天的培训令我深深地感受到，无论在医疗技术、人文教育方面还是在医院管理方面，我院与慈济医院的差距都很大。不过，在接受了慈济人文教育后，不管有多少感动，也不管有多少顾虑，我们都坚信我们一定能够找到改变与提升的切入点，从能做的做起，一步一步赶上去。

证严上人说："只要做，就对了！"从今天起，我们就开始做。我们相信这是对的，并坚信一定能取得成功，因为吴医人的内心深处有着不变的爱心和善良的品质。我们会认真找出差距，缩短距离，通过总结、讨论、研究等多种方式学习借鉴慈济的先进理念，从转变观念入手，从细节管理做起，从接待每一位患者做起，以患者为中心，以优质服务为宗旨，认真做好诊疗工作的每一个环节，让患者满意，让员工满意，让社会满意，让政府满意。

感谢苏州市领导、苏州市台办领导、吴中区卫生计生局领导将慈济人文引入吴中人民医院，让我们有机会接受这么好的内心修炼课程！

感谢慈济志业，将大爱洒向吴医这座白色圣殿！

（2018 年 4 月）

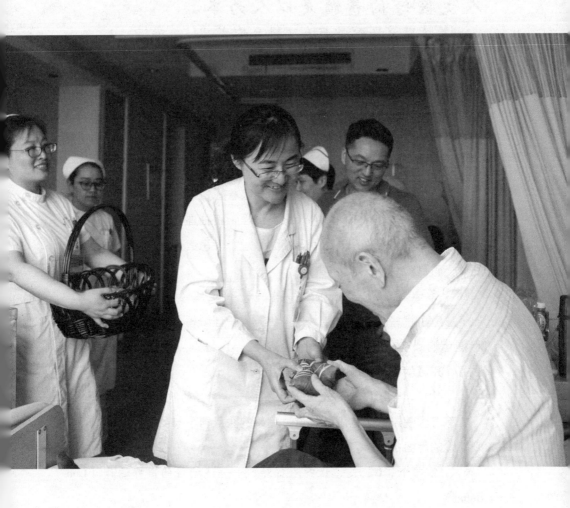

人文医疗的精髓是以人为本

——解读慈济医疗爱与人文融合的十"C"举措

人文医疗的精髓是以人为本。慈济医疗以人为本，将以患者为中心作为服务宗旨，设置了十项富含人文关怀的服务与管理举措——爱与人文融合的十"C"举措。

✚ 第一个"C"为"温馨接送情"——方便（Convenient）

为了免除患者的舟车劳顿，避免患者检查过后还要等到下一次挂号才能复诊看报告，慈济医院整合服务流程，将抽血检查、放射检查、超声检查、心电图检查等的时间压缩到最短，使患者当天即可看报告，做到"一诊到位"。

✚ 第二个"C"为"自在无碍"——舒适性（Comfortable）

慈济医院将服务台、挂号划价台、各护理站柜台逐步更新为高度为90厘米的低矮设备，增加硬件的舒适性，使民众可以安心地坐着接受服务，减轻就医时的压力。

✚ 第三个"C"是"全方位服务"——完整的服务（Complete）

慈济医院采取全科服务，透过完整的医疗科系与团队，满足所有前来就诊的患者的需求。

✚ 第四个"C"是"医疗不打烊"——连续性的医疗运作（Continual）

患者就诊完回家后，医院的服务已告一段落，但是这样的医疗只做了三分之一。健康时的疾病预防、生病时的到院治疗以及治疗后返家照顾的健康教育，这三大要素所构成的持续性医疗才能真正使患者恢复健康。为此，慈济医院的医务人员与志工开展了医疗巡诊，包括偏远地区的巡回医疗业务。他们走出医院大门，深入小区、山村为患者提供医疗服务或健康教育。

✚ 第五个"C"是"身心皆安乐"——整体性的照顾（Comprehensive）

除了做好专业的医疗服务外，慈济医务人员还把患者当亲人对待，所激荡出来的医患情让彼此都感受到了温暖。他们安抚好患者与其家属的心，减轻患者对疾病的痛苦感受，而患者的经济问题也可以在慈济医院得到妥善解决。慈济医疗志工扮演了心灵抚慰者的角色，承担了聆听与陪伴的重任。

✚ 第六个"C"是"用心爱大地"——资源保护（Conservational）

慈济医院践行绿色建筑概念，利用太阳能，在地面铺设连锁砖，使用节能灯，收集雨水用于马桶冲水、园艺浇水，彻底执行垃圾减量、资源回收等任务。

✚ 第七个"C"是"科技做先锋"——信息化（Computer-Based）

慈济医院秉承以患者为中心的理念，加速推进信息化建设，设计出以医疗为导向的信息系统，让医生、护士、药师、检验人员、行政人员等能够快速而正确地完成各项医疗服务。

✚ 第八个"C"是"永续经营"——有效益（Cost-Effective）

根据地方疾病的特点，慈济医院成立了整合性治疗中心，如癌症中心、肝病防治中心、风湿免疫中心、预防医学中心等，发挥最大效能，尽力达到收支平衡，以便能够永续经营，为更多的民众造福。

✚ 第九个"C"是"爱无止境"——爱心服务（Compassionate）

慈济医院以人为本，守护生命、守护健康、守护爱，提供富于爱心的服务。从医务人员全力抢救民众、志工贴心抚慰患者与其家属，到"大爱农场"的设立，慈济医院让有身心障碍的朋友从技艺的学习中、与人互动中获得重生的喜悦，尽显人性的温暖与关爱。

✚ 第十个"C"是"好邻居"——以小区为导向（Community-Oriented）

慈济医务人员从疾病的筛选预防、治疗，到后续的协助与关怀的医疗服务，皆以小区为导向。患者出院回家后，医务人员通过小区的支持系统给予其身体康复与心理支持，让小区的健康促进成为一种常态。

　　这十"C"举措是慈济医院富含人文关爱的服务与管理举措。慈济医疗之所以能够深得人心，正是因为其核心理念就是把人当成一个有机生命体，在治疗疾病的同时也注重关照患者的心灵，将人文关怀融入诊疗过程的每一个环节之中。慈济模式之所以能够有这么大的影响，正是因为它将人文关怀作为医疗的根本。

（2018 年 4 月）

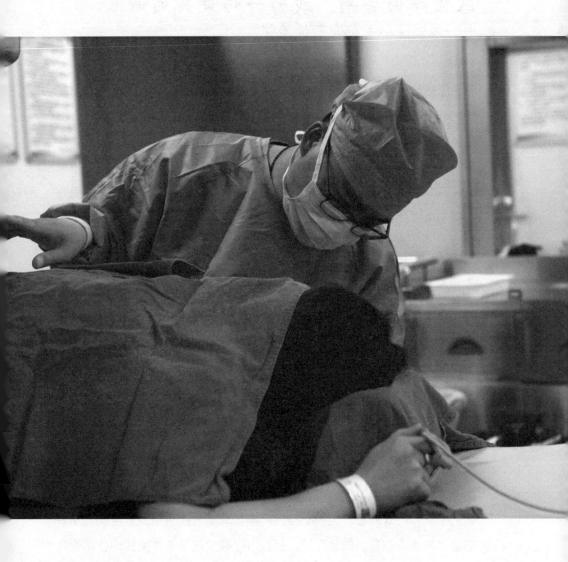

愿生命的告别，成为一场最美的谢幕
——浅谈临终关怀与舒缓治疗

临终关怀是在患者逝世前的几个星期甚至几个月的时间内，为了减轻患者所患疾病症状、减轻患者生理和心理痛苦而进行的医疗护理，是一种对个体生命的终极关怀。临终关怀的本质是对无望救治患者的临终照护。它不以延长患者生存时间为目的，而是以提高患者临终生命质量为宗旨；对患者采取生活照顾、心理疏导、姑息治疗、疾病护理，着重于控制患者的疼痛，缓解患者的痛苦，消除患者及其家属对死亡的焦虑和恐惧，让患者活得有尊严，死时无痛苦；还为患者家属提供生理关怀、心理关怀、咨询及其他项目服务。

临终关怀坚持生命神圣论、生命质量论、生命价值论相统一的原则，尊重患者的意愿，尊重患者的人格尊严，使患者最终能够有尊严、无痛苦地辞世。现在，我国一些医院或者老年疗养院已开始开展这项服务，但尚处于初级阶段。临终关怀在国际上颇受重视。每年10月的第一个星期六为"世界临终关怀及舒缓治疗日"。

所谓舒缓治疗，也被称为舒缓医疗、缓和医疗、舒缓疗护，含义相近的名字还有安宁疗护、宁养、姑息治疗等。

舒缓治疗于1967年在英国发端，针对患有不可治愈性疾病、终末期慢性病或濒临死亡的患者，不以治愈为目的，而是通过预防和减轻患者的生理和心理痛苦，尤其是控制疼痛和其他与疾病相关的症状，来提高患者的生存质量。由此可见，舒缓治疗其实就是临终关怀的临床治疗原则。1990年，舒缓治疗正式成为世界卫生组织医疗体系的重要组成部分。

2004年，英国首先把每年10月份的第一个星期六作为"世界临终关怀及舒缓治疗日"。这一做法得到了分布在全球数十个国家的临终关怀及舒缓治疗组织的积极响应与大力支持。这些国家希望通过这一天的全球性活动来进一步加强人们对临终关怀重要性的认识，寻求对临终关怀的资金支持，促进全球范围内临终关怀及舒缓治疗服务机构的发展，造福于全人类。

当面临危及生命的疾病时，如何在治疗的同时缓解患者的心理痛苦就是临终关怀与舒缓治疗组织所要讨论的事。

就社会公众层面而言，医学的发展与进步让公众对疾病诊治水平的期望值越来越高。而实际上，医学因为其自身的局限性，当前并不能实现"包治百病"，这就意味着我们每个人最终都会走到生命的终点。

作为医务人员，我们非常清楚，在目前的中国，生命将尽的患者通常会被动地接受过度治疗。很多人认为尽孝就是让父母亲"多活一秒钟"。在"生命至上""只要有一口气，就要全力抢救""死马也要当活马医"的传统观念指导下，很多毫无生还希望的终末期患者，甚至神志早已不清、进入脑死亡阶段的患者，却还在继续接受大量效果甚差甚至没有任何效果的有创治疗，使用着昂贵的进口药物和耗材，身上插满管子，赤裸裸地躺在病床上，生命的尊严荡然无存。与此同时，大量浪费的则是十分宝贵的卫生资源。

我们常常在问，这种现象究竟是什么原因造成的？答案其实很清楚，这是传统陈腐观念的僵化，是救死扶伤宗旨的异化，是医学走向市场化的弊病所致。这真是科技发展的悲哀！

这些年来，从医生的职业层面做一次次的反思时，我会产生这样一些想法：死亡是必然的结果，是我们每个人都必须面对的客观事实，我们必须直面，无法回避。那一天对于每一个人来说都终会来临。而当那一天终于来临的时候，我们无论采取什么样的措施，如积极的或消极的，主动的或被动的，邀请最著名的医生会诊，使用最昂贵的药品、设备、耗材，最终的归宿终归都是一个无法抗拒的结局——死亡。

死亡确实是一件令人悲切而痛苦的事情，因为人世间许多有意义的事情还没有做完，许多该尽的义务还没有尽到。亲人间的亲情是如此至深，朋友间的友情是如此厚重，爱人间的爱情是如此甜蜜……阴阳两隔的结局，这硬生生的别离，怎不令人心酸，肝肠寸断。

面对这即将到来的永远的分离，我们应该以怎样的姿态去帮助在临床上已进入濒死状态的患者度过生命的最后时刻呢？我们又应该如何对临终患者进行最后的医学人道主义关怀呢？

走笔至此，我想起了美国医生特鲁多的医学格言："有时去治愈，常常去帮助，总是去安慰。"当生命消退的步伐现代医学已经无法阻止的时候，给患者及其家属以安慰，用人文的关爱去呵护生命最后的旅程，努力减轻患者的生理和心理痛苦，让患者有尊严地、安详地故去，应该是我们医者最起码的作为。医生必须懂得敬畏生命，珍惜与生命的每一次交汇。面对已无法治疗的疾病，医生必须在患者面前展现出大医的情爱，用面面俱到的呵护去帮助患者走好最后一程。这才是我们所推崇的临终关怀——一种体现了医学人文情怀的人性传递。

作为新时代具有临床专业知识的医生，我们有责任宣传和倡导临终关怀。对那些毫无康复希望的晚期患者，我们应该大力倡导舒缓治疗，把医疗从治愈患者转向安慰和关心照料他们，用科学的疏导方法、精心的护理照顾、暖人的心理安慰、对症的处理和适当的支持疗法，最大限度地减轻他们身体和精神上的痛苦，重视他们的生命品质，维护他们的生命尊严，帮助他们在人生旅程的最后阶段获得人性的温暖，充实地、安详地、有尊严地故去。

临终患者最需要的是家庭的温暖、医务人员的安慰与关爱、人与人的接触和没有痛苦。他们需要保持尊严。临终关怀应该把医疗从治愈患者转向安慰和关心患者，增加患者的舒适感。完全可以这么说，临终关怀是生命在夕阳中的最后一份守望。

世界卫生组织对于临终关怀的舒缓治疗"三原则"：一是重视生命并承认死亡是一种正常过程；二是既不加速，也不延后死亡；三是努力提供解除临终痛苦和不适的办法。事实上，这三个原则传递的正是人性的温暖。舒缓治疗既不让终末期患者等死，也不建议他们在追求"治愈"和"好转"的虚假希望中苦苦挣扎，而是在最小伤害和最大尊重的前提下，尽量让他们在最后的时日里过得舒适、宁静和有尊严，少受罪，走得安详。

舒缓治疗既可以被理解成在不可抗拒的死亡和有局限性的医疗手段面前的"示弱"，也可以被理解成对人的本质深入思考后理性而智慧地"出击"。

在我国，如果患者遭遇了重大疾病，医生通常就会先告诉患者家属，而大多数家属会对患者隐瞒。在这种情况下，患者对自身的病情往往知之甚少，更谈不上选择治疗方式。当疾病到了末期时，患者往往不再有选择的能力，但常规的治疗可能给患者带来较大的痛苦，这也是很多患者不愿意接受的。

那么，在这个时候，到底由谁来决定是否实施舒缓治疗呢？结合我国当前的国情，实施临终关怀、舒缓治疗，应该经过患者本人、家属和医生三方同意，且签署相关的《知情同意书》，并遵循以下原则：提供缓解一切疼痛和痛苦的办法；将死亡视为生命的自然过程；既不加速也不延缓死亡；综合照顾患者的生理和心理需求；用系统方法帮助患者过尽量优质的生活，直至去世；用系统方法帮助患者及其家庭应对面临死亡的危机；以专家协作的团队满足患者及其家属的需求，包括丧亲辅导；提升存活质量，积极影响疾病过程；有时也适用于疾病早期，与其他疗法，如化疗或放射共同使用以达到延长生命的目的；更好地管理并发症带来的所有痛苦。

生如夏花般绚烂，逝若秋叶样静美。撰写这篇文章的目的在于表达对死亡的思索、对生命价值的衡量和对医学救治的沉思，宣传一种有悖于传统的生命观念。希望这篇文章能唤起大众对临终关怀与舒缓治疗的关注，同时也希望政府能将临终关怀纳入社会保障体系之中，加大对社会福利事业的投入，使临终关怀能够从医院走向社区、走向家庭，在我国顺利实施。

走笔至此，我想到了首都医科大学和中国生命关怀协会李义庭教授对中国临终关怀医疗服务体系建设的研究报告。他在报告中认为，中国需要制定"国家临终关怀发展战略"。以习近平同志为核心的党中央认为，要把人民健康放在优先发展的战略地位，实现从胎儿到生命终点的全程健康服务和健康保障；坚持问题导向，抓紧补齐短板，显著改善健康水平。而临终关怀就是人民追求美好生活的一种需要，是建设健康中国必然实施的一项重要内容。

然而，临终关怀在我国起步晚，阻力较多。可喜的是，中共中央、国务院颁布的《"健康中国"2030规划纲要》已经把安宁疗护列为促进健康老龄化的一项任务。国务院在"十三五"国家老龄事业发展和养老体系建设规划中，也提到了要加强老年临终关怀机构建设。

国家临终关怀发展战略应涉及所有疾病和老年人现代照顾的视角与实践，包括老年医学、老年护理和老年人的精神健康服务，探索一个适合我国国情和社会发展阶段的临终关怀医疗服务模式。

我国临终关怀事业的发展需要政府的支持。目前，我国临终关怀事业的发展有一个很大的制约因素，那就是政策支持的力度不够。当前实施的公费医疗报销制度、医疗保险制度、大病统筹制度等都没有完全覆盖临终关怀机构。在现实中，许多单位对入住临终关怀机构的患者的药费、住院费、检查费等不予报销。因此，在发展临终关怀的过程中，政府应加大对临终关怀事业发展的经济投入和政策支持；同时，还要加强对临终关怀知识的宣传和普及，增强民众意识，使民众转变旧的生死观念，把死亡看作一件正常的事，摒弃"死马也要当活马医"的传统观念。

临终关怀是一项伟大的事业，是造福于人类的事业，是值得医务人员投入的光荣事业。由衷地希望我国的临终关怀体系能够早日构建成功，使得患者在走向无可奈何的终点时，能享受到关爱，享受到尊重，在人生的舞台上披着夕阳完美地谢幕。

在写这篇文章的时候，经过同事的推荐，我阅读了阿图·葛文德医生所作的《最好的告别》一书。作者是任职于美国哈佛大学医学院的外科教授。他以一位资深医生的视角，用真实的故事展示了大量对病、老、死问题的心理学和社会学的实证研究成果，提出了临终医疗、护理和养老的发展之道——姑息治疗和善终服务，即在积极治疗无效和死亡之间的全新医学与护理阶段，不以治疗为主，而是帮助患者减少痛苦，让患者在亲人的陪伴下，在善终服务医务人员的调理下，安宁地度过生命的最后时光。

然而，在中国很少有人具有阿图·葛文德的这种理念。医疗技术的进步让我们太过关注结果，局限于延长生命，却不能给予患者更多的安慰与陪伴，忽略了患者正在承受的痛苦。由于文化的原因，中国人并不能坦然地面对死亡，甚至忌讳谈论死亡。当终末期患者在经历着无比痛苦的煎熬的时候，很多家属还在要求"不惜一切代价全力以赴地治疗"，以弥补自己内心的遗憾和良心的不安。

接纳死亡，应该是我们人生的一部分。我们需要懂得什么时候该努力救治，什么时候该放手。有位哲学家说："干扰我们的不是事物本身，而是我们对事物的态度。"这句话讲得实在太好了，值得我们好好去思考。

《最好的告别》一书中列举了好几个得到善终服务的老人。其中讲到：标准医疗和善终护理的区别并不是治疗和无所作为的区别，而是优先顺序不同。善终服务是让护士、医生、牧师和社工帮助疾病晚期患者在当下享受有可能最充分的生活；努力的目标是解除痛苦和不舒服，而不是关注生命的长短。这是一种新的理念，是值得我们借鉴的。

我刚读完《最好的告别》一书，慈济医院的老师们就来吴中人民医院给我们做医学人文培训了。在他们的介绍中，我第一次了解到了慈济医院的心莲病房。

所谓心莲病房，其实是以尊重生命、维护癌症晚期患者（现在也收其他疾病的终末期患者）的生命尊重权利为宗旨而设立的临终关怀与安宁疗护病房，由医生、护士、心理师、营养师、志工为患者提供临终关怀与安宁疗护。心莲病房所在的病区走廊宽大又明亮，墙壁上挂着很多图画，专门的会客区里摆着舒适的沙发，给人以很温馨的感觉。这里的人们不忌讳谈论死亡，而是以不同于传统的生死观去坦然面对死亡。

为了充分尊重不同患者及其家属的宗教信仰，心莲病房中设有祷告室。令人赞叹的是，屋顶上设置了"屋顶农场"，以鼓励癌症患者亲手种植蔬菜，唤起他们对生活的热爱和对治疗的信心。

心莲病房实施的是临终关怀与安宁疗护。这里充满了欢声笑语。笑声告诉了我们另一种面对死亡的态度：如果死亡是生命本身具有的，那么亲人之间抓住那段最宝贵的时间，互相道谢、互相道歉、互相道爱、互相道别，或许能给彼此带来最大的安慰。

生要生得愉悦，死要死得坦然，这应该成为生命圆满的标志。愿每个人生命最后的告别，都是人生的一场最美的谢幕！

（2018 年 4 月）

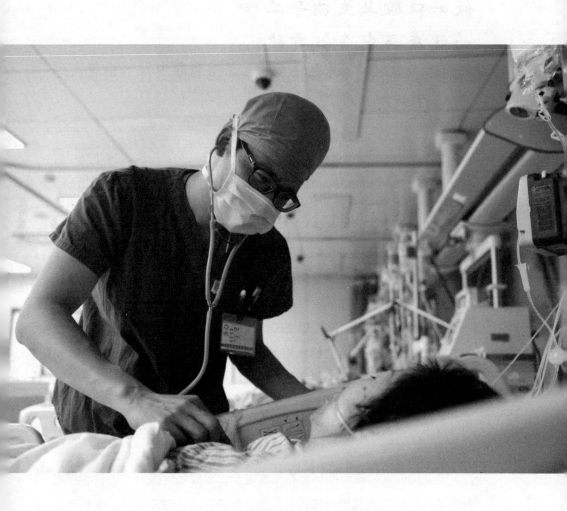

做好口腔卫生指导工作，
为健康吴中多做贡献

——在"苏州市吴中区儿童口腔卫生指导中心"揭牌仪式上的讲话

感谢大家今天来到吴中人民医院参加我院"苏州市吴中区儿童口腔卫生指导中心"的揭牌仪式。

早在 2007 年，我院口腔科就和高露洁公司一同举办了"大篷车进校园"活动，对区域内几所小学的共计 2 000 多名小学生进行了口腔健康的疾病筛查工作，发现二年级学生的龋齿率竟然高达 50%。就在那个时候，我们萌生了要在儿童口腔健康方面做一些工作的想法，但遗憾的是，因为受限于当时口腔科规模和相关配套政策等，一直未能如愿。

十年过去了，当时制约相关工作实施的内在和外在原因都发生了很大的变化。国家提出了"健康中国"战略，政府部门对疾病控制和预防更加重视，在公共卫生项目上的投入日益增多。吴中区委、区政府也在全区实施了学龄前儿童涂氟防龋和公立学校三年级学生免费做窝沟封闭的政策。这对区域内小学实施龋病干预和流行病学调查工作提供了有力的政策支持。

与此同时，我院口腔科也在发展进步，以成功创建为"改善医疗服务优质示范岗"为契机，在技术发展、设备投入、对外合作、学科建设和人员配备等多方面积极努力，不断开拓，达到了新的高度。

口腔科在成为皖南医学院口腔医学院和苏州卫生职业技术学院口腔系的专业实习点后，在做好常规技术的基础上，完成了二级亚专科的设置和人员布局，以"牙周病的规范治疗"为重点，同时辅以显微根管、隐形矫正等重点技术，向广度和深度同时进展；在对外合作上，已和苏州大学附属第一医院口腔科在颌面外科方面进行技术共建；在区域内已和横泾卫生院共同开展了医联体共建工作；和南京市口腔医院牙周科建立专科医联体的合作也在有条不紊地推进之中。

今天，对于吴中人民医院口腔科来说，是个重要的日子。"苏州市吴中区儿童口腔卫生指导中心"的建立标志着口腔科从单纯的"临床治疗型"向兼带"疾病预防型"转变，肩上又多了一份责任。我院口腔科同人们从3月中旬开始，已经陆续进入4所小学，为1 200多名三年级学生进行了窝沟封闭治疗。之后他们还将历时3个月，完成吴中区其他20多所公立小学的口腔筛查和窝沟封闭任务。在接下来的时间里，他们将继续努力，克服困难，保质保量地完成年初预定的口腔公共卫生任务，把好事办好、办到位。

最后，感谢吴中区疾控中心、吴中区卫生计生局领导在我院口腔科创建"苏州市吴中区儿童口腔卫生指导中心"过程中所给予的大力支持，感谢苏州市口腔卫生指导中心、苏州市华夏口腔医院对我院口腔科的先期指导和技术帮扶。希望在今后的日子里，大家能够继续大力支持我院口腔科的建设和发展，使其在区域内的口腔防治工作上创造出更好的成绩，为吴中区的老百姓拥有一口健康的好牙做出更多、更大的贡献！

祝大家身体健康、工作顺利、万事如意！谢谢大家！

（2018年4月）

解开胸中的"结节"

——在上海胸外科专家"走进吴中"大型义诊活动上的
讲话

在各位上海专家的大力支持下，我院胸外科牵手上海新华医院、中山医院、胸科医院知名专家团队，联手举办的第一届"解开胸中的'结节'——上海胸外科专家'走进吴中'大型义诊活动"，今天在这里隆重开幕了。在此，我谨代表苏州市吴中人民医院全体职工，对在百忙中抽出时间前来我院参加大型义诊活动的各位上海专家表示热烈的欢迎和衷心的感谢！

近年来，肺结节的发病率呈逐年上升趋势。越来越多的肺结节患者在门诊或体检中被发现。随着肺部肿瘤发病率的日益增高，很多肺结节患者因为无法明确诊断，背负了沉重的精神包袱，可谓寝食难安，因此，对肺结节进行正确的判断意义重大。目前，由于在临床上尚未形成统一有效的多学科共识及规范化的诊治方案，为了更好地为肺结节患者提供影像、诊断、病理、内外科诊治等综合性的治疗经验或建议，真正做到摒弃单一的诊疗模式，站在更高的角度去为患者考虑问题，最终为患者制订最适合的个性化诊疗方案，我院胸外科李钟主任团队特依托上海知名专家团，以我院胸外科、放射科等相关科室为基础，在院部的统一领导、支持下，推出了本届"解开胸中的'结节'——上海胸外科专家'走进吴中'大型义诊活动"。

在本次肺结节大型义诊活动中，从上海专程来到苏州吴中的专家有：上海新华医院胸外科专家梅举教授，上海新华医院影像学专家李惠民教授，上海新华医院胸外科专家李国庆教授，上海中山医院胸外科专家蒋伟教授，上海胸科医院胸外科专家高成新教授、张心敏教授、龚健主任。他们都是在国内享有盛誉的一流专家。我们组织上海知名专家团队来苏州参加肺结节大型义诊活动的目的就是更好地适应医学发展的需要，聚群英之力，探索新思路，传播新技术，更好地为吴中区乃至苏州大市范围的肺结节患者服务，帮助大家正确认识疾病，早日解除病痛，尽享生活的快乐。

最后，祝愿本次"解开胸中的'结节'——上海胸外科专家'走进吴中'大型义诊活动"取得圆满成功。再次衷心感谢各位上海专家！谢谢大家！

（2018 年 4 月）

践行人文医疗，抚慰患者身心

——在第十届"医疗安全活动周"上的讲话

医疗安全是指在医院实施医疗保健的过程中，患者不发生法律和法规允许范围以外的心理、机体结构或功能的损害、障碍、缺陷或者死亡。医疗安全与医疗效果有着因果关系。不安全医疗会导致患者病程延长和治疗方法复杂化，不仅会增加医疗成本和经济负担，有时还会导致医疗事故，引发纠纷，影响医院的社会信誉和形象。影响医疗安全的因素非常复杂。就医方而言，影响医疗安全的主要因素有医源性因素、医疗技术因素、药源性因素、院内因素、设备器材及组织管理因素等。

医疗安全是医疗服务的生命线，是医院管理的核心内容和永恒主题。吴中人民医院高度重视医疗安全管理，始终把提高医疗质量、落实患者安全目标、保障患者安全作为医院管理的重要工作来抓。自2009年4月起，我院于每年的4月都要举办一届"医疗安全活动周"活动，借此强调医疗安全的重要性，增强全院职工的质量意识和安全意识，提高我院的医疗质量和服务水平，保障患者安全，促进医患和谐。至今，我院的"医疗安全活动周"活动已经连续举办了九届，取得了良好的成效。

最近几年，吴中人民医院保持了较好的发展势头，门急诊量、住院患者人数、手术量、三四级手术比例每年都有大幅度的增加。目前我院已经有了四个苏州市临床重点专科和一个苏州市临床重点专科建设单位，两个苏州市危重症救治中心，两个江苏省会诊中心，医疗技术水平、服务水平和管理水平都在稳步提高，各种制度、流程、预案、考核方案等都在日趋完善，医院的建设与发展呈现出了良好的态势。

今天，在又一个"人间四月天"到来之际，我院第十届"医疗安全活动周"在 24 楼学术报告厅拉开了帷幕。与往年一样，今年的"医疗安全活动周"也确立了一个主题，那就是"践行人文医疗，抚慰患者身心"。围绕这个主题，院部和相关职能部门为本次"活动周"安排了丰富多彩的活动内容，包括：核心制度的讲解，医疗纠纷案例分析与防范，病历质量点评，合理用药点评，护理技能竞赛，"身边的人文故事"演讲，科主任、护士长代表讲科室管理，"叙事医学"人文讲座，高层建筑的消防安全，优秀病历展览，应急预案实战演练，等等。

第十届"医疗安全活动周"的活动时间持续一周。在这一周的时间里，大家要认真参加相关的活动，认真听讲，认真参与。各科室也要结合全院性的"医疗安全活动周"活动，推出自己科室的医疗安全活动，进一步强化科内人员的医疗安全意识、质量意识和服务意识，全面提高科室的质量管理水平，在向患者提供优质医疗服务的同时保障患者的安全，防范和减少医疗纠纷的发生。科主任、护士长、科室负责人要将各科室的活动内容上报到医务科、护理部、办公室备案。院部将组织人员参加相关科室的活动，并进行点评。

借着今天第十届"医疗安全活动周"的启动仪式，我就医疗质量和医疗安全工作再向大家强调以下几点。

✚ 加强医疗质量与安全管理，保障患者安全

大家要认真学习、贯彻落实党的十九大精神和新医改政策，以"人文医院建设年"主题活动和"慈济人文"项目的实施为契机，紧紧围绕"服务必规范，质量是生命"的核心理念，充分发挥人文医疗的特色优势，加强医疗质量与安全管理，以爱心、耐心和责任心细心、用心地呵护患者的身心健康，持续提高医疗质量和服务水平，保障患者安全，努力实现为人民群众提供安全、有效、方便、价廉的医疗服务的目标。

✚ 注重医学人文关怀，努力培养人文情怀

医学人文精神是医务人员应有的品质和社会责任。作为医者，我们无论处于什么样的环境之中都不能忘记初心，不能放弃爱心、责任心和进取心。我们看的不仅仅是病，更是活生生的人，因此，我们在医疗服

务的过程中，一定要努力培育自己的同理心，注重对患者的人文关怀，转变服务作风，以生物-心理-社会医学模式来对待每一个患者，学会主动与患者沟通、交流，将人文关怀融入每一个对患者的诊疗环节之中，努力为患者提供温馨、细心、耐心、及时的人文医疗服务。

✚ 进一步增强质量意识和安全意识

一所医院的医疗质量得不到提高，医疗安全得不到保障，重要原因是职工没有强烈的质量意识和安全意识。要增强全院职工的质量意识和安全意识，首先要增强科主任的思想认识。只有科主任增强了认识，重视了质量与安全，各科室的医疗质量与安全管理工作才能在院部的统一部署下做好、做到位。为此，每位科主任要安排好自己的工作，全程参与本届"医疗安全活动周"的活动。各个科室都要采取多种形式和方法，开展科内医疗质量和医疗安全教育，使科室的每一名医务人员都牢固树立"患者第一、质量第一、安全第一"的理念，从而使每一位医务人员都能够依法依规、认真负责、安全有效地干好各自的工作，把医疗质量和安全措施落到实处，切实增强我院医疗服务的安全性和有效性。

✚ 严格落实医疗核心制度，强化科室的质量管理与安全管理

科主任负责本科室的医疗质量与安全管理工作，是本科室医疗质量与安全管理的第一责任人。因此，每个科主任在管理科室的过程中，要不断健全、完善医疗安全管理制度，注重医疗核心制度的落实，特别是首诊负责制、三级医师查房制度、疑难病例讨论制度、术前讨论制度、查对制度等的落实。每月要召开科室安全管理会议，研究医疗安全工作，及时掌握科室医疗安全动态，采取切实有效的措施加强科室管理，保障医疗安全。要加强学习，不断提升自己的技术水平和管理水平，按照 PDCA 循环的要求，制定科室质量、安全管理的目标、计划、措施以及效果评价和信息反馈方法等，并认真执行。

✚ 巩固基础医疗和护理质量，增强医疗服务的安全性和有效性

我们要严格贯彻执行医疗卫生管理法律、行政法规、部门规章、诊疗护理规范和常规，做到依法执业，诚信服务。要健全并落实医院规章

制度和人员岗位责任制度，加强基础医疗和护理质量管理，强化"三基三严"训练。要合理检查、合理用药、因病施治，严格医疗费用管理，杜绝不合理收费，把"三合理"真正落到实处。要认真贯彻落实《抗菌药物临床应用指导原则》，坚持抗菌药物分级使用，不断完善药品用量动态监测及超常预警制度，杜绝不合理用药。要加快推进临床路径的信息化管理，针对医院实际情况，进一步完善临床路径的管理规定，确保临床路径的完成例数到年底达到苏州市卫生计生委的考核要求。要大力推进日间手术、一日病房工作，加强输血管理工作，掌握输血适应证，科学合理用血，保证血液安全。要积极开展自体血的回输工作，杜绝违规用血和输血差错事故的发生。

✚ 坚持"以患者为中心"的理念，进一步改善医疗服务

我们要坚持"以患者为中心"的服务理念，以"三好一满意"为目标，不断改善患者的就医环境，保持医院整洁有序。要进一步强化服务意识，转变服务作风，完善服务措施，做到安排合理、服务热情，方便患者就医。要不断优化服务流程，简化服务环节，为患者提供整洁、舒适、温馨的就诊环境和便民服务措施。要缩短各种等候和各项检查的预约、报告时间，大力推进预约挂号服务，实行引导式服务，不断增强患者的就医获得感。要进一步推进"三米阳光"人文护理举措，借两个人文关怀示范病区设立的契机，切实加强护理管理，夯实基础护理服务，充分调动积极性，努力为患者提供温馨、细心、耐心的护理服务。

✚ 加强职业道德和行业作风建设，树立良好的医德医风

我们要进一步培育广大医务人员的医学人文情怀，树立良好的医德医风，发扬救死扶伤、治病救人的优良传统，在工作中坚持"以患者为中心"的服务理念，处处为患者着想，让患者在就医的过程中感受到医学的人性温度。要树立忠于职守、爱岗敬业、乐于奉献、文明行医的卫生行业新风尚。要自觉抵制红包、回扣，落实"三合理"规定，营造风清气正的职业环境。

像过去一样，院部、各职能部门和相关科室都非常重视"医疗安全活动周"的活动。全院上下都为这次活动做了精心的准备与安排。希望

通过这次"医疗安全活动周"的活动，全体医务人员都能增强安全意识、风险意识和质量意识，落实患者安全目标，在为广大患者提供优质的医疗服务的同时，为广大患者提供一个更加安全、放心、人文的就医环境。

最后，预祝吴中人民医院第十届"医疗安全活动周"活动取得圆满成功！

（2018 年 4 月）

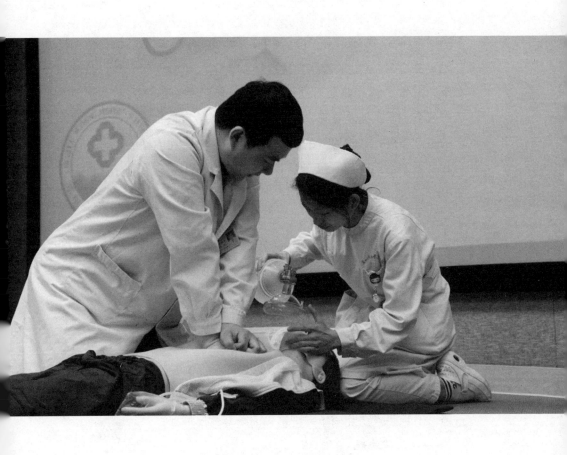

前车之鉴，后事之师

——苏州市医疗事故技术（损害）鉴定典型案例分析

2018 年 4 月 16 日，苏州市吴中人民医院第十届"医疗安全活动周"活动在 24 楼学术报告厅正式拉开了帷幕。从 2009 年开始，我院每年都举办一届"医疗安全活动周"活动。年年举办这样的活动是为了不断加强全院职工的质量意识、安全意识、风险意识和服务意识。提高医院的医疗质量，保障患者的医疗安全，是医院管理的核心，也是医院生存和发展的基础。开展第十届"医疗安全活动周"活动，就是为了在 2018 年里，让医院的医疗质量、服务水平进一步得到实质性的提高，让全院职工转变思维模式，从而形成良好的工作、行为习惯，在诊疗过程中坚持"以患者为中心"的服务宗旨，牢记"服务必规范，质量是生命"的核心理念，依法执业，诚信服务，为人民群众提供优质、高效、安全的医疗服务。

举行了简洁的第十届"医疗安全活动周"开幕式后，我们就迎来了第一场讲座——由苏州市医学会秘书长谭秋生为大家做有关医疗事故技术（损害）鉴定方面的讲座。他对 2017 年发生在苏州大市范围内的一些医疗事故技术（损害）鉴定典型案例做了精辟的分析。

谭秘书长向大家介绍了五种常见的医方责任情况：

✚ 违反法律法规

涉及医疗卫生的法律法规很多，如《中华人民共和国执业医师法》《中华人民共和国献血法》《中华人民共和国传染病防治法》《中华人民共和国侵权责任法》《中华人民共和国精神卫生法》《医疗机构管理条例》《医疗事故处理条例》《抗菌药物临床应用管理办法》等。

案例 1：一家门诊部开展人流手术，另一家门诊部开展背神经阻断术，违反《医疗机构管理条例》。这样的违法诊疗行为，可由卫生行政部门直接判定为医疗事故。

案例2：医务人员微信泄露艾滋病患者隐私，违反《中华人民共和国执业医师法》《艾滋病防治条例》。

✚ **诊疗技术操作常规落实不严**

每种疾病都有诊疗常规和指南，这是医务人员医疗过程的金标准。在已鉴定的有责任的案例中，大部分是诊疗技术操作常规落实不严所致。明显违反诊疗技术操作常规的诊疗行为可以由卫生行政部门直接判定为医疗事故。

案例1：患者为男性，36岁，因头、胸、腹部外伤入院。医生只重视头部外伤和胸部外伤，忽略了腹部外伤，10天后才发现小肠多处穿孔，导致患者因感染性休克死亡。该案例被判定为医疗事故。

案例2：患者为男性，47岁，因头部外伤入院，血压偏低。医生忽略了全身情况，入院4小时后才会诊，行腹部穿刺时发现有不凝血，行剖腹探查时发现有脾破裂。该案例被判定为医疗事故。

案例3：患者为男性，31岁，醉酒后由朋友送至急诊部，意识不清。医生没有详细询问病史（酒后有摔伤），只是按照醒酒常规给予输液治疗。5小时后患者陷入深度昏迷，双侧瞳孔对光反射消失。头颅CT检查结果显示硬膜外血肿。患者在手术治疗后死亡。该案例被判定为医疗事故。

✚ **医疗核心制度执行不力**

医疗核心制度对规范医务人员的诊疗行为至关重要。医务人员一旦执行不力就容易出错。目前医疗核心制度共有18项，如首诊医师负责制、三级医师查房制度、会诊制度、手术分级管理制度、术前讨论制度、抗菌药物分级管理制度等。

案例1：一家二级医疗机构开展四级手术，手术医师为中级职称，违反了手术分级管理制度。

案例2：患者为女性，19岁，因右下腹痛4小时入院。普外科医生没有申请会诊，也没有记载月经史，就诊断为患阑尾炎并行阑尾切除术，但术中发现该女性的发病原因是宫外孕。该案例违反了会诊制度。

案例3：患者为男性，70岁，因胃癌入院，在麻醉过程中猝死。医生术前未组织讨论，违反了术前讨论制度。

✚ 病历书写不规范

病历书写不规范的情况有很多，如：纸质病历书写潦草，电子病历复制、粘贴现象突出，性别混存，三级查房记录不全，病历病程记录不按时完成，疾病诊断记录不规范，手术记录与手术不符。这些病历一旦被鉴定，对医方极为不利。

案例1：患者为女性，42岁，体检结果提示左侧甲状腺多发结节。手术中冰冻切片检查结果提示甲状腺鳞癌，手术记录为双侧甲状腺全切术。3个月后甲状腺鳞癌复发。患者至另一家医院就诊，发现右侧甲状腺没有切除。该事故被判定为医方责任。

案例2：患者为男性，因胸外伤入院，在此次外伤前曾有右下肢外伤史，肌肉明显萎缩，活动不灵。病历体检部分记录为双下肢正常。患者出院后认定医方致其右下肢损伤，引发纠纷。

✚ 医患沟通不充分

大部分纠纷由沟通不充分引起（一部分医务人员不重视沟通，还有一部分医务人员不善于沟通）。另一种引起纠纷的情况表现为沟通很充分，但是记录签字不到位。患者认为医务人员事前没有与自己充分沟通，从而引发纠纷。

针对谭秘书长提出的上述五种常见情况，我院一是要从法律、制度、规范管理的角度去改进，加大对广大医务人员的法律法规培训，让大家知法、学法、懂法、依法；二是要从技术角度进一步加强学习，严格落实操作规范，执行核心制度；三是要从人文的角度培养广大医务人员的人文情怀，注重医患沟通，促进医患和谐。

借着本届"医疗安全活动周"的机会，我要向全体医务人员重申以下要求：

第一，要加强医疗质量管理，规范医疗行为。

医疗安全是医疗质量的核心内容。我们必须从维护医院自身发展、保障人民群众健康的角度出发，加强医疗安全管理，落实核心制度，规范医疗行为，持续改进，提高医疗服务水平，为广大人民群众创造一个安全、优质、和谐的医疗环境。

第二，要进一步增强医疗安全防范意识。

广大医务人员要牢固树立医疗安全防范意识，时时以安全为重，在医疗过程中要有强烈的责任心和敏锐的警觉性，从接诊患者开始，就严格按照医疗卫生管理法律、行政法规、部门规章、诊疗护理规范和常规的要求开展各类诊疗活动，规范处方和病历等医疗文书的书写，防范医疗纠纷于未然，减少医疗安全事件的发生，保护医患双方的合法权益。

第三，要进一步加强学习，不断提高医疗技术水平。

各位科主任、护士长要带头学习，按照三级医院的要求，结合自身的实际情况，认真制订本科室、本专业开展新技术、新项目及撰写学术论文的规划，积极引进、开展医疗新技术、新项目，带头做好学术研究和科研立项工作，在提高医疗质量和服务水平的同时，在科室里营造出浓郁的学术氛围，不断增强科室的综合实力。

第四，要进一步树立全心全意为患者服务的观念。

我们一定要牢固树立"以患者为中心"的服务理念，注重维护医患双方的权利和义务。首先要做到及时服务，提高服务质量和工作效率；其次要端正服务态度，尊重患者，善待患者及其家属；再次要尊重患者的知情权，履行告知义务，提高沟通水平，建立良好的医患关系，使患者在诊疗过程中有信任感、安全感和获得感。

（2018 年 4 月）

叙事医学与平行病历
——让医生走进患者的生命

2018 年 4 月 21 日是苏州市吴中人民医院第十届"医疗安全活动周"的最后一天。当天上午，南京医科大学人文社会科学学院刘虹教授前来吴中人民医院，为大家做了一次精彩的讲座，主题是"叙述医学与人文病历"。

刘虹教授说，疾病是生命的黑夜。如果医生能够理解患者的情感，更加全面地感受患者的痛苦，就可以和患者"在一起"，走进他们的生命。面对患者，我们可以给予他们很多。即使当医学无能为力的时候，作为医生，我们也依然可以关爱、安慰患者。

医疗实践有一道鸿沟，那就是医患之间的隔阂。这是目前医学所面临的核心问题。解决的办法之一就是搭建一座连接医患的沟通桥梁。叙事医学就是这样一座桥梁。一个人讲述，讲述他自己的疾病故事；另一个人倾听，倾听一个关于生命的故事，并产生共情，于是就知道了"现在对诉说者来说什么才是有意义的"。

叙事是人类最基本的言语活动和话语事件，是人类借以组织人生经验的主要方式。当我们开始运用口头语言或书面语言讲述认识对象的时候，叙事就开始了。叙事告诉我们，我们从哪儿来，要往哪里去，让我们真正理解生命的意义。

要实施叙事医学，就必须培养医生的叙事情景理解力，即医生倾听、解释、回应故事的能力。专业主义者只会使用冰冷的专业术语，而患者只习惯于生活世界的语言。叙事医学能让医生克服专业主义，培养医生的倾听能力。

医生应该努力增强倾听故事的能力，开展叙事对话，发现故事中的积极因素，透过故事理解患者，从而培养自己的同理心。

医生在培养叙事情景理解力的同时，要培养叙事能力。所谓叙事能力，就是通过叙事感知世界、叙述世界，同时通过叙事认识世界、改变世界的能力。医生的叙事能力是决定其临床思维、科学研究、人际沟通（医患沟通）、学术交流、著书立说等言语活动水平的关键能力。

当代医学所推崇的循证医学要求医生在有限的时间里吸收大量的信息和统计数字以及对这些数字的评价，同时让医生陷于医疗体制的各种要求之中。这让医生没有时间去体会患者的感受，思考和理解患者的痛苦。

医学教育没有在医学生的叙事能力培养上留有空间，因而医务人员面对患者的时候，往往表现得客观和冷静，难以通过叙事和共情走进患者的内心，理解、感受患者所经历的痛苦，难以开启有温度的沟通。

1992 年，美国哥伦比亚大学内科学教授、内科医生及文学学者丽塔·卡伦提出了叙事医学的概念，并于 2001 年 10 月对其做了明确定义：

　　"叙事医学" 一词表示一种具有叙事能力的医学实践。叙事医学通过培养临床医生理解、解释、反馈的叙事能力，增强医生对患者的理解、共情、亲和能力及对自身医疗行为的反思，核心在于共情与反思。叙事医学可以归纳出四种类型，分别是患者感受叙事、医者反思叙事、诊疗事件叙事和理论医学叙事。患者感受叙事，是标准疾病叙事，表达患者内心感受与痛苦，描述疾病体验。医者反思叙事，是医者在照护患者的过程中对自己的职业角色和医患关系的理解。诊疗事件叙事，是患者的症状体验通过医生的专业知识得到阐释，并最终导致诊断和治疗。理论医学叙事，是主流医学话语所表述的对健康或疾病身体的社会文化理解。叙事医学这四种类型的共同特点是不把疾病叙事看作纯粹的生理学描述，而是广泛考虑患者的生活现实、文化伦理等方面的因素，帮助患者领悟疾病的意义，

将疾病叙事重塑成一个积极、伦理化的情节走向。 （有改动）

叙事医学反思冷漠的基于证据的医学，调整日益紧张的医患关系，聆听被科学话语排斥的患者声音，同时作为一种实践理性干预患者的治疗或康复，从另一种视角为医学伦理、医患沟通提供理论支撑和实践基础。

哥伦比亚大学于 2000 年首创叙事医学课程，于 2009 年开始招收叙事医学硕士研究生。而今，北美大部分高校已将叙事医学纳入医学院的核心课程之中。

叙事医学鼓励临床医生写"我与患者的故事"，用生活世界的语言写出对科学世界的反思，在倾听、体验、理解和回应患者的故事的过程中与患者及其家庭产生共情，并以平行病历（国内学者将其称为平行人文病历或人文病历）的形式进行记录，与同事分享和交流，由此来建构"技术-人文双轨决策"模式，强化以患者为中心、治疗与照顾并重的职业精神和医学人文价值观。

通过叙事医学，医生能够更好地应对医学实践中的四个重要的关系：医生与患者的关系、医生与本我的关系、医生与同事的关系、医生与社会的关系。

首先，叙事医学培养观察和倾听的能力，注重患者对疾病故事的体验和想象，要求医生在进行反思性写作的过程中，挖掘有关故事的情感和思想，增强共情能力。

其次，叙事医学在实践中强调医生要倾听患者叙事。这是一个邀请患者参与治疗的过程。在这个过程中，医生可以得到对诊断有益的线索，有效地改进医患关系，在循证医学的大背景下考虑到患者的个体差异。

再次，叙事医学提倡医生面对伦理两难问题的时候倾听患者和其家属的声音，尊重他们的选择。

叙事医学方法包括精细的阅读与反思性写作，而阅读是形成叙事医学能力的第一步，是培养叙事判断力和共情能力的基础。

　　所谓阅读，就是运用语言文字来获取信息、认识世界、发展思维，并获得审美体验的活动，是从视觉材料中获取信息的过程。视觉材料主要是文字和图片，也包括符号、公式、图表等。

　　医生通过阅读疾病叙事，欣赏其折射出的文化意蕴和审美指向，能够理解疾病、生命和患者，帮助医患双方进入超越话语的意义层面，实现自觉创造性的经验改造。

　　医生在阅读的过程中可以多读一些医生作家的相关作品。比如美国医生桑德斯的《每个病人都有故事》，该作品叙述了医生在诊断过程中复杂而精彩的故事。桑德斯认为，不同患者种种令人困惑的症状之后都暗藏着精彩的医学推理故事而解谜的关键在于聆听患者的叙述以及做详细的身体检查，同时避免落入沟通陷阱。桑德斯带领读者来到医疗现场，观摩医生如何解谜，使读者不仅能够了解诊断过程，而且对疾病产生更深的认识。

　　医生作家用细致的观察、文学的笔调创造了许多感人至深的故事。他们精于摹写医患互动的片刻场景，然后依其时序脉络串结为血泪交织的故事情节，借助内省的写作，竟得以自在地与患者共舞，找回尘封已久的感动。他们用充满人文关怀的笔触记录被医学语言排斥的患者的个性化生活，并通过医疗经验以自我反思的方式将其展现出来。

　　医生除了多读一些医生作家的作品外，还可以读一些文学家、哲学家、心理学家的相关作品。另外，患者的相关作品，尤其是医生患者的作品，也非常值得一读。

　　下面我们读一下这位前列腺癌患者、文学评论家 Anatole Broyard 的《医生，请跟我谈话》。他在文中写道：

　　　　我因前列腺癌去看这位泌尿科名医。这位医生对我进行了医学检查，如探查一件平常的物件那样对待我的身体。他例行公事，询问、用药和诊治。可是我的恐惧、难堪和羞辱却挥之不去。我甚至很反感他的治疗方案。这位医生眼里只有前列腺癌而没有我的感受。我有很多难以启齿的话要问他，都被他的高冷打消了。就像为我的身体被安排了血常规以及骨骼扫描一样，我也希望医生能够扫描我，能够触碰我的精神。他一点都不顾及我的治疗感受、痛苦和体验。 （有改动）

下面我们再读一下杜治政教授的《医学人文与医疗实践结合：人性化的治疗》。他在文中写道：

以胃全切、胃肠吻合手术为例，人性化医疗的任务比比皆是。北京军区总医院的外科主任华益慰患晚期胃癌，按常规做全胃切除，小肠与食道连接。由于没有贲门，碱性肠液与胆汁返流，导致病人出现烧心等症状。随后进行腹腔化疗，对腹腔加温到 41℃ 时，病人大汗淋漓，腹部疼痛难忍。一个月要做 8 次化疗，机体没有喘息的机会。其间病人呕吐加重，无法进食，改用鼻饲管点滴，体质逐日下降。化疗结束后，病人呕吐、恶心更重，无法进行鼻饲，出现心功能不全、全身水肿、肝肾功能不正常等症状，决定做以解除肠梗阻为目的的第二次手术，然而在术后出现肠吻合口瘘，导致肠液、粪便、血液倒流入腹腔，严重感染。第二次手术失败后，病人转入 ICU。这时病人全身布满静脉输液管、气管切开管、肠胃减压管、腹腔内血液引流管、粪便及分泌物引流管、导尿管，每根管子还由两根管子固定，以防脱落。生命的最后几天，病人还在不停地输液、输氧。他不时地对老伴说"我受不了了"，并对科室的医生说："这种手术太痛苦了。切除全胃不仅导致吃饭困难，还会引起术后返流。病人太遭罪了。你们一定要改进这种手术。"后来医院和外科界就此做了一些改进。类似华医生的这种遭遇，在其他危重病人的救治中都可能见到。这说明我们今日之医学人性化还有许多事可做。 （有改动）

诸如此类的阅读常常能够触碰我们内心深处最柔软的地方。通过阅读，医生能够更多地关注患者这个患病的人，体会患者的经历和他内心深处的情感，同时反思自己的医疗实践。

在叙事医学具体的实施过程中，医生如何增强自己的叙事能力？医生可以多思考与练习，按照下面的思路来谱写可歌可泣的故事：最近在临床工作中，印象最深刻的患者是谁？他触动了自己心底的哪些部分？自己帮这位患者做了哪些事？如果还有一次机会，自己想再为他做什么？写作的内容包括时间、情节、想象、感觉、情感、意义等。

叙事医学可以让医生与患者更加贴近。它尊重饱受疾病折磨的患者，并滋养照护患者的医生。它不是要将医生变成作家，而是要让医生变成更有人性温度的好医生。

丽塔·卡伦在《叙事医学：尊重疾病的故事》一书中写了这样一个故事：

> 一位 46 岁的多米尼加男子第一次来就诊。他是在医疗救助管理计划下被分配给我的患者，一直受气短、胸痛的折磨，同时也担心自己的心脏有问题。问诊一开始，我对他说："我是你的医生，需要了解你的身体、健康和生活的详细情况。请告诉我你认为我应该知道的信息。"然后我尽量不说话，也不写病历，而是去倾听他的诉说——他对健康的担心、他的家庭、他的工作、他的恐惧和希望。我不仅倾听他叙述的内容，也关注他叙事的形式——时间进程、意象、相关的次要情节、沉默，他何时讲述自己，如何把健康状况和生活事件排序。几分钟后，这位患者停止了叙述，开始哭泣。我问他为什么。他说："以前从来没有人让我这样讲过自己的故事。"（有改动）

那一刻，丽塔·卡伦被患者的泪水和语言打动。患者说从来没有人让他讲过自己的故事，这令她无比震撼。患者需要释放，渴望有人倾听自己的述说并理解疾病给自己带来的痛苦。医生要学会倾听。倾听能够使医生了解陷于疾病苦痛之中的患者的深层状况，使自己进入患者的世界之中，同时也可以让患者全方位地感受到医生对其生命的尊重。

美国学者在 1984 年的一项研究中发现，从问诊开始到医生打断患者的平均时间为 18 秒，比如患者刚说肚子痛，医生马上就打断他，并问他是钝痛、锐痛还是绞痛，接着又问持续了多久。患者的叙述就此被打断。

倾听的魅力其实就在于能够对患者的叙事产生共情。作为身体的呵护者，医生对正在遭受病痛折磨的患者应该承担特殊的责任，要对患者的痛苦努力做出回应，全力以赴去解除疾病带给患者的痛苦，让患者重获尊严。

丽塔·卡伦在倾听患者述说的过程中，与他们一起回忆过去，认知他们的痛苦，充满敬畏地见证他们与疾病抗争的勇气和力量。她一次次被患者所讲的疾病故事打动，并从中学到了许多东西。于是，在接下来的医疗实践中，她创造了叙事医学这一新兴领域。

丽塔·卡伦创立叙事医学这一新的临床框架的出发点是希望医生在与患者相遇的时候能够倾听患者的述说，全面地认识患者并尊重他们的悲痛，与饱受疾病折磨的患者及其家属同在，成为陪伴患者走过疾病旅程的可以信赖的伙伴。

1993 年，丽塔·卡伦自创了一种教学工具——平行病历，此后她一直沿用下来。这是一种简单的教学方法。她这样教导她的学生：

> 每天你们都要在临床病历上书写关于每一位患者的病情。你们自己清楚地知道要写的内容以及格式。你们要写患者的主诉和症状、查体结果和化验结果、会诊医师的意见以及治疗方案。如果你们的患者因前列腺癌即将离世，也许这就会让你们想起自己的爷爷，他在去年夏天死于同一种疾病。所以，每当你们走进这位患者的病房，你们就会触景生情而落泪。你们不能将其写入临床病历中，因为这不符合规定，但是我会让你们把它写下来，写在其他地方，也就是写在平行病历上。

（有改动）

正如丽塔·卡伦所言，临床病历已经形成了规范化的格式。这种格式带来了对疾病个性与患者特征的隐匿化。个体"他"的疾病变成集体"他们"的疾病，个性化的"书写"病历变成"粘贴"病历，甚至一个患者的病历只需简单修改个别要素，就可以变成另一个患者的病历。因此，临床病历常常千篇一律。其实每位患者患病的经历都是丰富的，表现为多层次（身与心）、多维度（自然、生物、社会、心理、伦理、法律）的疾病征象和意象。

平行病历是将叙事医学理念引进临床的一种方法，要求医生以非技术性语言记录患者的疾病、痛苦的经历及主观感受等，为理解患者与反思医疗行为提供参考。

临床病历与人文病历的区别就在于这是两个不同的世界：

一个是医生的世界，一个是患者的世界；

一个是被观察、被记录的世界，一个是被体验、被叙述的世界；

一个是寻找病因与病理指标的客观世界，一个是诉说心理与社会性痛苦经历的主观世界。

当下的循证医学、临床路径、精准医学只关注病，不关注人；只有公共指标，没有个别形象；只有技术考量，没有人文关怀；只有数字证据，没有人性故事；只有医学干预，没有生命敬畏；只有程序告知，没有情感沟通……

由此可见，平行病历完全不同于临床病历。它的特征主要体现在以下几个方面：

✚ 表达（怎么写）

平行病历以非专业性和技术性的语言、非客观指标的描述、非程序化的格式来表达，也就是"用平实的语言书写患者"。从格式上看，它是临床工作中诊疗常规指导下的标准临床病历之外的关于患者生活境遇的"情感"病历，是一段临床札记。它要求医者用非技术性的语言来书写患者的感受，继而通过小组交流阅读和讨论来交换对患者疾苦的理解和对自我诊疗行为的反思。

✚ 内容（写什么）

平行病历的内容很广泛，可包括以下内容：患者的生理感受与体验；医生的人文观察与心理情绪反应；患者对医院、医生、医学的期许与接纳；患者的心理感受，尤其是各种情绪困扰，如病后的恐惧、焦虑、忧郁、委屈、自责、沮丧、无助以及自我接纳障碍；患者对治疗的信心，对预后的期望，对生命的不确定感，对生命意义的质疑，面对死亡的恐惧；病后患者的人际关系改变，社会角色退化、退缩；因长期生病，患者的爱情、婚姻、家庭可能受到的影响……

✚ **过程（怎么样）**

平行病历形成的过程是一个关注、再现和归属的过程。关注：专心地倾听患者的心声，理解患者的观点和立场。再现：再现所看到和听到的。没有再现就没有感知，关注也就不可能实现，而再现的手段是书写平行病历。归属：关注患者，书写患者的故事，并在此过程中体验患者的感受、理解患者的视角。关注和再现螺旋上升为医患共情，体现为更准确的诊断、更有效的医疗和患者对就医过程的满意。在这一过程中，医务人员得以审视自己的行为、思想，从而提升自身的医学人文素养。

✚ **传播（给谁看）**

平行病历的传播载体可以是纸质的载体，如将平行病历编辑成册；可以是电子载体，如将平行病历放在医院的网页上；可以是橱窗中的墙报，如设立"平行病历之窗"；等等。平行病历的受众有医院里的全体职工，有患者及其家属，如果通过公共媒体传播的话，受众还可以是社会公众。

✚ **要点（注意点）**

书写平行病历一定要注意临床伦理和隐私保护，还要注意防止因文学写作手法的渗入而造成情节的飘逸和嫁接，形成"合成病历"，从而使平行病历失去真实性。技术思维与文学思维是相辅相成而不是相互干扰的。

平行病历的内容涉及对患者深深的同情和对患者强大勇气的敬畏。医生书写平行病历可以体会患者的真实感受，清晰地审视自己在临床实践中的心路历程。

下面就让我们来读一篇平行病历。这是首都医科大学宣武医院副院长赵国光写的《感受患者，我给了他更有效的治疗》。文中写道：

　　我接诊了一位来自江西抚州农村的癫痫患者。她的名字叫德蓉。德蓉和哥哥小的时候都发育正常。不知为什么，20年前的同一天，他们两个人同时发烧，最高达40℃，持续3天不退烧，还出现了高热惊厥。在治疗一周后，兄妹俩脱离了危险，但都落下了癫痫的毛病。从此，疾病改变了两个人的命运。哥哥结婚后有了一个儿子，但孩子不到1岁，哥哥的妻子就跑到了外省，从此杳无音讯，后来据说她又嫁人了。德蓉由于有这种病，降低了结婚标准，嫁给了身体有残疾的邻村男子，日子过得浑浑噩噩，看不到头。

　　德蓉的手术顺利完成。显微镜下可见清晰的脑结构和萎缩的海马，脑组织明显比正常人硬。其实，前颞叶切除手术对我来说已经是轻车熟路，但此次德蓉的手术让我更加仔细。一定不能出现并发症，一定要把癫痫病魔去除，这些想法一直萦绕在我的脑海里。显微镜下放大的不仅是迂曲的大脑皮层和跳动的血管，仿佛还有德蓉家人的面孔、焦虑期盼的眼神与信任。

　　每个病人的背后，都有一个触动心灵的故事。可是，作为医生，我们到底知道多少呢？我们是否愿意去了解、去倾听呢？
　　　　　　　　　　　　　　　　　　　　　（有改动）

　　与记录客观的、被观察的生理、病理指征的临床病历完全不同的是，平行病历重视对患者主观痛苦与体验的记录，富含人性的温暖，所以国内一些专家将平行病历称为人文病历，是合适并符合中国国情的。

　　医生书写平行病历，是在和患者一起体验和叙述疾苦。平行病历的内容是患者的故事以及医生自我的人文观察与反应，是主观的、被叙述的人格、人性故事，包括疾病所赋予的社会、心理角色，所象征的意义，所带来的情感变化与所隐含的观念、信仰。

　　这是患者在诉说生理和心理痛苦经历的主观世界，这是一个被体验、叙述的世界。再多的客观检查指标，也无法替代患者诉说正在承受的身心痛苦。医生只有听懂患者的疾苦故事，才能开始思考如何解除患者的苦痛，由此改变单纯的技术主义的决策态度，体恤患者的疾苦。

　　每名患者的背后，都有一个触动人心的故事。推行平行病历，走进患者的内心世界，体会他们的疾苦，感受他们的情感，通过治疗、帮助、安慰去抚慰他们的心灵，在当前重视临床人文关怀、关注患者主观体验的大背景下，具有重要的理论意义与临床价值。

　　　　　　　　　　　　　　　　　　　　　　　　　　(2018 年 4 月)

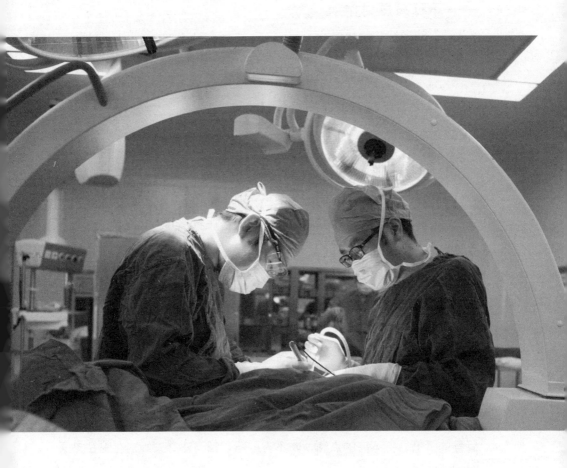

生如夏花，逝若秋叶

——平行病历创作

01

筠走得很安静，在黎明，天刚亮的时候。

筠是那么美丽、阳光的一个女孩，像一朵夏日的荷花。然而，大学刚毕业的时候，她就被诊断出患了白血病。作为她的主治医生，我与她共同度过了 9 个月的时光。

虽然这已经是多年前的事情了，但我依然清晰地记得筠第一次来看门诊的情景。她那花一样的容颜和自信坦然的笑容给我留下了深刻的印象。看过她在北京、上海几家医院的就诊资料后，我无法相信生命对这位年轻女孩来说竟已时日不多。

筠一定非常清楚自己的处境，然而，她脸上绽放的笑容，依然那么阳光。

就这样，筠开始了艰难的治疗历程。强烈的化疗反应，一次次抽取骨髓的折磨，打不完的点滴，吃不完的药，都无法夺去她对生命的热爱与渴望。

我忘不了筠一边打着点滴，一边靠在病床上欣赏邮票的场景。她是一位懂得生活的女孩，除读书之外，还爱美妆，爱时尚，爱美丽的方寸邮花。她第一次注意到我看她赏邮的眼神时，便确信我和她一样是个爱邮之人。从此，我们在医疗之外多了一个有关邮票的话题。当我把一枚《荷花》邮票小型张作为礼物送给她的时候，她的眼中闪出欣喜的光芒。

我和筠从集邮的缘起聊到集邮的魅力，从"黑便士"聊到"大龙"，从"传统"聊到"专题"……筠对集邮的了解很深。她说她在大学里读了一些集邮书，并由此爱上了绚丽多彩的方寸邮花。后来，我们聊到各自钟爱的专题时，发现彼此都喜欢花卉邮票，心中更是欢喜不已。

我忘不了那一刻，当最终检查报告证实所有治疗将不再有效时，筠青春的脸上露出了一丝凄凉的无助。这让我心痛。从那时起，我所能做的，只有时常去看她，陪她欣赏新邮，聊聊邮坛趣闻。

我忘不了筠离去的那个黎明。她的脸色苍白得似窗外的雪。她安静地躺在病床上，慢慢地翻开邮册，看了片刻后，把它交给了我。我看到翻开的贴片是那枚《荷花》邮票小型张。

守在筠的身边，紧握着她的手，我一遍一遍在她耳边轻声细语："筠，你一夜未睡，合会儿眼吧。你闭上眼睛，美丽的荷花就会开放在你的身边。"

筠微笑着，把手指轻放在我的掌心上，慢慢合上满含留恋的双眸，呼吸渐弱……

生命如此美丽，却又如此脆弱。一向特别坚强的我，终于控制不住自己的泪水，任其在脸上流淌。花无长艳，人生苦短。筠灿烂地来，又灿烂地去。她灿烂的人生虽然短暂，却被《荷花》邮票定格成了永恒。

而今，每当打开邮册，翻到《荷花》贴片时，我的眼前就会出现筠离去时的情景。

"生如夏花般绚烂，逝若秋叶样静美。"我轻声念着筠亲笔题写在贴片上的诗句，心中期盼着现代医学能够尽早取得突破，使年轻的生命不再因为恶性疾病的侵袭而戛然而止。

02

窗外雨淅沥，冬意萧瑟。敲窗的冷雨让我从心底里感到丝丝的寒意。透过窗外那一阵凄风苦雨，思念中的我仿佛又看到了筠寂寞无助地躺在病床上，翻看着邮册，那般惆怅，又那般依恋。

你知道吗？如烟的往事，那些与你一起度过的共同抗击病魔的难忘日子，早已在时光的流淌中深深地在我的记忆天幕上刻出了印痕，成了生命中的永恒。

你在遥远的另一个世界过得好吗？你在那里能闻到邮花的芳香吗？在静谧的夜晚，在云淡风轻的午后，你是否和往昔一样，正在静静地翻看美丽的邮册？

命中注定，你成了我的患者，我成了你的主治医生。共同的集邮雅兴，又让我们相知相交，从医患关系变成了真挚的朋友。

你在灿烂的青春里爱上了方寸邮花，在大学里阅读了许多集邮书籍，你那郁郁葱葱的少女时代因此绽放出了最美的花朵。

记得我送你《荷花》邮票小型张时，你眸子中褐色的焦点，荡漾出一片无比的喜悦。你对人生的热爱，对集邮的执着，深深地感染着我，使我心中至真至纯的记忆墙上又多了一抹绚烂的色彩。

你大学刚毕业就感到疲乏无力，脸色变得苍白，甚至突然晕倒。到医院检查的结果令你大吃一惊——患了白血病。命运对你多么不公，在你最快乐的青葱岁月里，在你刚刚大学毕业走上新的人生道路的时候，却要你承受如此大的打击！

你叹息，你流泪，但更多地表现出了坚强。我被你对生命的热爱感动，坐在你的病床边微笑着和你谈论邮票，共享方寸艺术之美。然而，就在我转身走出病房的刹那间，两行清泪马上就会划过我的脸庞，滴落在洁白的白大褂上。

我与老主任一起选择最好的化疗方案给你治疗。大家费尽心血为你寻找匹配的骨髓。然而，一切都是徒劳，化疗药物没有说明书上讲的那样有效，匹配的骨髓也没能找到。当你因病情加重转入 ICU 的时候，我心痛不已，你却显得那么平静。

在那年寒冬，在那个下雪的黎明，你安静地躺在病床上，最后看一眼心爱的邮册，抚摸一番美丽的《荷花》邮票小型张，牵着我的手，满含留恋地静静离去。

你走了，似一片落叶，无声无息地轻轻飘去，飘向遥远的天际。而今，我时常徘徊在你住过的病房里，却再也找不到你的倩影。

今天，我又打开邮册，翻到《荷花》贴片，读着你亲笔题写的"生如夏花般绚烂，逝若秋叶样静美"诗句，感觉你分明就鲜活在我的眼前，仿若美丽的邮花天使，正优雅地展开一对精致的翅膀，在方寸世界里飞翔。

此刻窗外的风刮得更猛，雨下得更大，我的心也随之缩得更紧了。

筠，你的世界里也刮风吗？你的世界里也下雨吗？夜间赏邮的时候你千万别忘了添衣，出门购买新邮的时候千万别忘了带伞。

你知道吗？我是多么地牵挂你啊！

叙事，让医学更温暖
——吴医平行病历赏读

2001 年，美国哥伦比亚大学医学和文学双料博士丽塔·卡伦教授提出了叙事医学的概念。2011 年，北京大学医学人文研究院副院长郭莉萍教授翻译了丽塔·卡伦的叙事医学奠基之作《叙事医学：尊重疾病的故事》，叙事医学就此被引入中国。

《叙事医学：尊重疾病的故事》包括四个部分，即什么是叙事医学、疾病叙事、发展叙事能力和叙事医学的益处。丽塔·卡伦教授在书中指出：医学是一种回应他人痛苦的努力；推行叙事医学对于临床医生、护士来说，有助于与患者建立关联，在患者痛苦的时候接近他们，成为陪伴他们走过疾病旅程的可以信赖的伙伴，从而更好地为患者服务。

郭莉萍教授十分推崇丽塔·卡伦所提出的叙事医学。她认为叙事医学是医学人文落地的工具：倾听的工具——如何专业地倾听以及听到不同的故事并协助患者及其家人做出决策；再现的工具——如何理解患者的叙述并找到诊断线索；反思的工具——如何反思并讲述自己的实践，以及与患者的互动。

随着《叙事医学：尊重疾病的故事》一书的中译本在国内的公开发行，以及韩启德院士等一批有识之士的力推，叙事医学开始被国内医学界认识，并在一些高校和医疗机构中逐渐被推行。

苏州市吴中人民医院历来注重对医学人文精神的培育，在加强学科建设的同时倡导医学回归人文，将人文关怀融入医疗实践的每一个环节之中，使广大患者在吴医这座白色圣殿里能够感受到医学的暖人温度。自叙事医学被郭莉萍教授引入国内后，我们较早地关注到了这一新的医学概念，并仔细阅读了《叙事医学：尊重疾病的故事》。在充分了解了叙事医学的人文意义后，我们于 2018 年正式在医院里全面推行叙事医学，就此开始了对叙事医学的探索和实践。

在践行叙事医学的过程中，我院得到了南京医科大学人文社会科学学院的大力支持与帮助，建立了南京医科大学医患沟通研究基地。王锦帆教授、郑爱民教授为我们做了"临床思维与就医思维融通的 GLTC 医患沟通模式"专题培训，刘虹教授为我们做了"叙事医学与平行病历"专题培训，使我们进一步统一了认识，理清了思路，明确了方向，将加强医患沟通和书写平行病历作为重要的抓手，在临床医务人员中大力推行。

叙事医学主张通过培养临床医务人员理解、解释、反馈的叙事能力，增强其对患者的理解、共情和亲和能力，促进其自身对医疗行为的反思，核心在于共情与反思。平行病历是临床叙事的一种，是标准病历之外关于患者生活境遇的"影子病历"，是一段"临床札记"或"医生手记""护士手记"。

平行病历是将叙事医学理念引入临床的一种方法。它重视对患者主观痛苦与体验的记录，能为医务人员理解患者和反思医疗行为提供参考。它要求医生、护士用自己的语言来见证、书写患者的疾苦和体验，通过对患者疾苦的理解和对自我诊疗行为的反思，培养共情能力和沟通能力，训练反思与批判性思维。

叙事医学要求医生、护士做好的聆听者、有效的沟通者，通过共情进入患者内心，从而给予患者更多的人文关怀。平行病历开辟了双轨临床书写范式，以协调人文与技术、临床决策与患者感受的关系，强化"以患者为中心""医者以慈悲为怀""治疗与照顾并重"等职业精神。

在我院推行叙事医学后，广大医务人员积极响应，纷纷拿笔书写，如今已经创作了数百篇高质量的平行病历。阅读这些富含人文情怀的平行病历，我们发现每一个患者的背后，都有一个触动心灵的故事。而作为医务人员，对于患者我们究竟知道多少呢？我们应该多去了解，多去倾听，多去沟通，才能真正进入患者的世界，才能使医学展现出人性的温情。

对于叙事医学，韩启德院士多次发表自己的看法。他说：叙事医学有其特殊的规律，是研究文本结构的学问。叙事医学的主角是医务人员，而写好平行病历是叙事医学的一个重要抓手。

对于如何做好叙事医学，韩启德院士提了几点建议：一是要倾听，专心地倾听患者的诉说；二是要了解，不仅要了解疾病本身，还要了解疾病以外的所有细节，如患者的得病经历、家庭状况、心理感受、疾病的隐喻等；三是要融入，即要体会患者的情感，能和患者共情；四是要书写，即要理解患者患病背后的意义，分析矛盾的关键点是什么，并用自己的语言书写出来，以此实现对自我诊疗行为的反思。

下面就让我们来阅读几篇吴医平行病历，感受一下吴医人的人文情怀。以下是新生儿科顾扬医生书写的平行病历《在深夜，我握着你儿子的手伴他入睡》。

周四下午，是例行解答病情和家长探视的时间。菜菜的父母也来了，还带着大女儿。他们并没有很急地挤到前面来，而是很有耐心地在后面等着。他们安静地站在大厅靠窗的角落。母亲穿着一件略显宽松的连衣裙，背略弯，微微低着头。父亲个子不高，皮肤因为日晒而呈现出一种健康的小麦色。他正低声嘱咐着妻子什么。大女儿四五岁的样子，扎着马尾，好奇地观察着四周，时而在父母身边跳跃转圈，黑亮的眸子透着那个年纪的活泼和澄澈。

我终于接待完前面的所有家属。大厅恢复了宁静。等候多时的一家人围了过来。我简单向他们介绍了菜菜最新的情况。母亲貌似并没有非常理解，但是听说孩子有好转后，看起来宽慰了许多。大女儿牵着母亲的手，仿佛也在期待早日见到弟弟。菜菜还在 NICU 中，并不能被推到门口与全家人见面。父亲熟练地穿上隔离衣，戴好帽子、口罩，套好鞋套，跟我来到了病房里。

菜菜安睡在远红外辐射台上，正在吃奶，呼吸平稳，面色红润。监护仪上显示氧饱和度和心率都在正常范围。

"管子被拔掉了！"父亲欣喜地说。

"是的，经过3天气管插管机械通气和2天经鼻正压通气，他越来越稳定了，炎症也较前有所吸收。今天他成功脱机了，用头罩吸氧过渡两三天，或许就可以离氧了。"

"嗯，不急，慢慢来。你们辛苦了。我很感谢你们。"

菜菜仿佛察觉到了父亲的到来，扭动身体，"啊"了一声。

"第一次听到他的声音！"父亲激动地说。

在情况最糟糕、最危急的那几天，沟通病情的时候，父亲看起来都很平和。当看到孩子终于稳定下来，且被拔除了气管导管，第一次听到孩子的一声低吟时，父亲竟红了眼眶。

他掏出手机，简单拍了两张照片，便主动离开了。他一边往外走，一边说："今天没看见上次来的那个主任呢。"

我说："我们主任下午开会去了。你找她有事吗？"

"哦，我没有特别的事，就想说这几天给你们添麻烦了。我想谢谢她，也谢谢你们。"

"完全不麻烦，这是我们的工作。孩子的状况稳定了，我们也高兴。"

我走到病房门口时，母亲迎上来说："我能不能也进去看一下？"

父亲先开口："你去看啥？我给你拍了照片了，回去看手机吧！我们进进出出的，带了细菌进去要坏事的。"

既然父亲如此有觉悟，我便朝母亲笑笑，说："你下次再看吧，回去好好休息，挤了母乳后，按护士教的那样保存好，送过来时我们会给孩子喂奶的。"

"好的好的，谢谢你们，真的谢谢！"夫妻俩今天说得最多的就是"谢谢"。

"我也要谢谢你们。孩子的康复离不开你们的配合和信任。你们也有功劳。"

菜菜是我私下给孩子取的小名，因为他的父母是经营大棚蔬菜的。夫妻俩一年四季起早贪黑，吃住都在棚里。母亲怀上这第二胎时也犹豫过，最后还是决定生下来。

剖宫产后，菜菜没有明显异常表现，跟母亲一起待在母婴室里。然而这对父母还没来得及享受儿子降生的喜悦，便迎来了考验。出生4小时后，菜菜就出现了异常：面色苍灰，呼吸费力，四肢厥冷。我们一路给菜菜用面罩气囊给氧并把他送进了 NICU。起初菜菜用头罩吸氧时情况还比较稳定，但第二天一早病情突然加重，菜菜再次出现呼吸困难，血氧分压和氧饱和度偏低。床旁胸片显示两肺透亮度降低，感染指标也很高。我们给菜菜进行了气管插管机械通气、气管内滴入肺泡表面活性物质治疗。菜菜的呼吸机参数需求很高。主任对他十分关注，在孩子病情危重时亲自留守，整整三个晚上都守在病房里，第一时间组织全科人员做病例讨论，制订诊疗计划。现在菜菜的情况终于好转了。我相信他一定可以渡过这个难关，越来越好，然后康复出院，与爱他的爸爸妈妈和姐姐团聚的。

我们平时经常会听到各种质疑的声音，我们也习惯了家属提出各种要求：为什么要住这么久？为什么费用这么高？是不是非用不可？是不是用了一定能好？用呼吸机对孩子有没有伤害？有什么并发症？你必须给我保证一定能治好，并且没有后遗症！我每天都要看孩子，我有知情权！你们每天至少要打三个电话向我汇报情况！

菜菜用的气管内滴入肺泡表面活性物质是一种非常昂贵的药物。我们和家属沟通的时候，父亲没有质疑，在了解孩子的病情后，也表现得很冷静。而且他始终没有提过任何要求，总是小心翼翼，生怕会妨碍我们。

他说，孩子病了，他倾尽一切也要救孩子。

那么，我们也与他一起，尽一切努力，救孩子。

有一天晚上我值夜班。菜菜有些烦躁，小手时不时要去扯气管导管，他们心率飙到了 180 次/分，呼吸频率为 70 次/分，氧饱和度下降。我握住他的小手，轻轻拍着他的背，他慢慢就安静下来了，各项指标也渐渐恢复正常。我刚想撤退，他眉头一皱又要发作。好吧，那我今夜就陪着你吧。

人世间，有奇迹吗，有好运降临吗？或许有吧。但我更愿意相信，事在人为！

每一个孩子痊愈出院，都是我们医疗和护理团队用精心守护换来的。初为人父母时的激动，对孩子病情的揪心，见不到孩子时的焦灼，我们都知道，我们也愿意理解，所以我们一遍又一遍耐心地解答疑问，尽力满足孩子父母的各种要求。但是，我们不知道胜利会不会永远站在我们这边，不知道下一次抢救会不会成功。

菜菜父母的简单、坚定、信任和配合，不但让我非常感动，也让我们全科所有医务人员都感到温暖。

此刻我很想对菜菜的父母说："善良质朴的你们，只知道孩子已经度过危险期，只知道我们会认真负责地做好工作。其实，还有许多你们不知道的。你们不知道的是，全科上下每个人都为菜菜守过夜；你们不知道的是，主任为了菜菜，在病房里整整守了三夜；你们不知道的是，我曾在深夜握住菜菜的手伴他入睡；你们不知道的是，你们的真诚给了我鼓励和力量……NICU 内，多的是你们不知道的事。"

下面，我们再来读一下 19 病区护士张静书写的平行病历《感动只在一瞬间，它是何等伟大》。

在求医的人群中，不是每个人的状况都是万分火急的。因此，每天在医院里上演的并不都是与死神的殊死搏斗。在大多数时候，医务人员只是在重复平淡而枯燥的工作。惊心动魄的抢救固然可敬可叹，但是，如果能将平凡的日常工作变得精彩，能在细微之处彰显爱的力量，则更加令人动容。

2018年初春，一位70多岁的老婆婆不慎摔伤左腿，进而出现了大小便失禁，她的疼痛评分为6~8分。老婆婆采用保守治疗后，又并发肺部感染，于是来到我科做进一步的治疗。

这是一位脾气相当古怪的老婆婆，一点也不配合治疗，也不与人说话，好像就沉浸在自己的世界中。不管是她的女儿还是儿子或是其他人来看望，她都不予理睬，也不吃不喝，好像在做着无声的反抗，又好像在告诉大家，她躺在床上动弹不得，大小便也不能自理，就是一个累赘，不想拖累大家，想要回家等死。

医生每天早上查房的时候都会重点关注这位老婆婆，询问她有没有哪里不舒服，为什么不肯吃东西，同时苦口婆心地劝说："不吃东西，身体怎么会好呢？"每次轮到老婆婆做治疗的时候，她都十分抗拒，不愿意任何人碰她。所以，每次我都会轻轻拿起老婆婆的手，尽量让自己的动作变得更加轻柔。挂上水后，她的女儿会紧紧抓着她的手，生怕她把针拔掉，然后轻声对她说："妈，你不要这样。人家是在救你，不是在害你。你饿不饿啊？要不要吃点东西？不吃东西，喝水也可以啊！"但是，老婆婆不会做出任何反应。

为了让老婆婆吃东西，家属把远在外地出差的老婆婆的孙子喊了回来。那天天很阴沉，下着小雨。匆匆赶回来的孙子手捧一碗馄饨来到护士站询问老婆婆住的病房，而后便来到了老婆婆跟前。孙子坐在老婆婆的床边，孝敬地对老婆婆说："奶奶，我特地赶回来看你了，买了你最爱吃的馄饨。你吃一点吧。奶奶，我求求你了，好不好？"可是，面对孙子，老婆婆仍然不为所动。无奈之下，医生建议家属给老婆婆插胃管，但家属仍想要再考虑一下。

算算日子，老婆婆已经不吃不喝3天了。医生提出的插胃管的建议，家属终于同意了，于是我们便给老婆婆行了胃管置入术。胃管置入 2 小时后，我去给老婆婆做鼻饲，竟然看到她哭了。眼泪顺着她的脸颊滑落到枕头上，弄湿了一大片。我轻轻地问老婆婆："老婆婆，你怎么啦，怎么哭了？"老婆婆动了动嘴，但由于几天没进食，没有什么力气。她的声音很低，说："我原本就想这么走了，去见我家老头子，但突然发现，我还是舍不得这个世界。"我继续问道："老婆婆，你之前是担心治不好吗？还是怕费用高呢？"老婆婆说："都担心。"我告诉老婆婆："老婆婆，现在医疗技术已经很发达了，况且，之前有位年龄比你大的老爷爷，他的病情比你的还要重呢，但他积极配合治疗，现在都治好出院啦。至于费用嘛，现在通过医保大部分都可以报销的。你看，你的家人都这么关心你、孝敬你。你不要想这么多，应该积极配合治疗，然后早点康复出院。"老婆婆点了点头。我想，老婆婆最终还是被她儿女的孝心以及我们医务人员的关心与帮助感动了。

之后，老婆婆的胃管被拔掉了。她开始自己进食，也肯说话了。每次看到我去治疗，她都会对我说："妹妹，今天又是你啊。怎么我一直都看到你。你都不休息吗？做护士挺辛苦，是不是很累啊？我这里有香蕉，你要不要吃啊？"每次我都笑笑说："老婆婆，我不辛苦。你越来越有精神啦，真好！"

是啊，老婆婆变得越来越开朗了。还有什么比这更好呢？！那一刻，我很感动。感动只在一瞬间，它是何等伟大，超越了一切的平凡！

以上两篇我院医务人员书写的平行病历都是很好的作品。而今，叙事医学正在我院全面推行。我院广大医务人员正在自觉、努力地书写平行病历。吴医人守护生命、守护爱的博大情怀，不仅令人感动，也令人震撼！这种医学人文的无限张力展现出了医学的真善美。吴医人的善良与爱心在这里一览无遗。阅读这些人文作品时，我无数次热泪盈眶，心海翻波，为吴医人的人文情怀而情动深深。

同情和帮助是医学的初心。共情与反思无不闪烁着医学人文的光芒。在人文医院建设之路上，我们不会止步，将不懈努力，一路向前，把吴医打造成国内最具人文气息、最富人文关怀、最有温度的人文医院！

（2018 年 5 月）

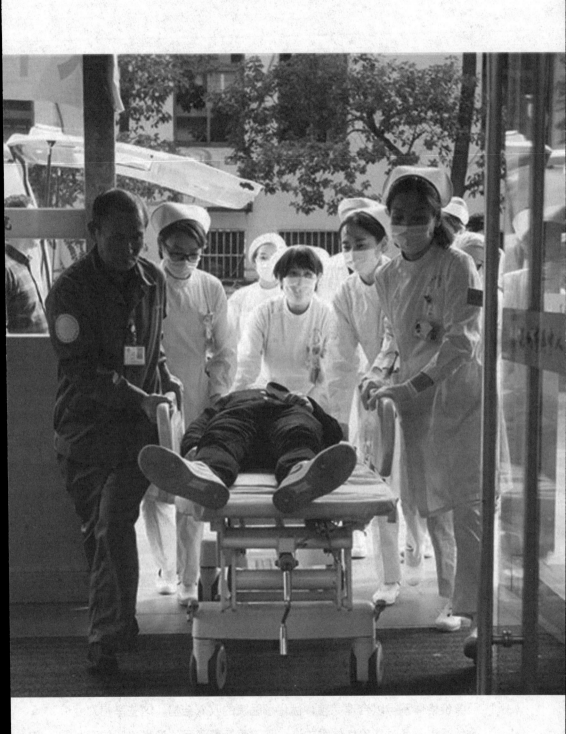

深化卫生体制改革，提升医疗服务质量
——在张家港市政协考察吴中区医药卫生体制改革座谈会上的发言

苏州市吴中人民医院是一所集医疗、教学、科研、预防、保健于一体的二级综合性医院。核定住院床位有480张，2017年门急诊总量为92.4万人次，出院总量为2.36万人次，业务总收入达4.29亿元。

2015年10月，苏州市启动城市公立医院医药价格综合改革，开启了苏州市城市公立医院改革的步伐。我院按照江苏省、苏州市有关公立医院改革的总体部署和要求，通过加强领导、精心组织、广泛宣传、强化落实，扎实推进公立医院综合改革各项工作任务，取得了阶段性成效。我们紧紧抓住破除"以药养医"这个关键环节，从理顺医疗服务价格、完善药品保障机制、强化医保支付管理、深化人事薪酬制度改革、加强上下联动等方面入手，全力推动医改，取得了一定的成效。

实行药品零差价，完善医疗服务价格体系，破除"以药养医"的格局

2015年10月28日起，按照苏州市公立医院医药价格综合改革的统一部署，作为区域龙头医疗单位的吴中人民医院全面实行药品零差价政策，同时按照江苏省物价局印发的调整医疗价格的文件精神，对全院医疗收费价格进行了全面调整，提高了诊疗费、手术费、护理费等的收费标准，使其体现医疗服务合理成本和医务人员的技术劳动价值，使医疗服务价格体系得以合理完善，优化了医院的收入结构。这些举措对我院今后医疗服务收费价格体系的进一步完善有着深远的意义。实施药品零

差价政策后，持续了多年的"以药养医"格局就此被正式打破。在这次价格调整过程中，由于我院前期做了大量细致的宣传、解释工作，因此做到了患者零投诉。

全面落实财政补偿机制，缓解药品零差价造成的政策性损失

长期以来，吴中区委、区政府都非常重视吴中人民医院的建设与发展。在建设了医院新综合大楼后，我院的二期工程建设已提上了议事日程，医院50万元以上的大型医疗设备也都由吴中区财政局出资购买，这些都充分体现了政府对公立医院建设发展的大力支持。在这次城市公立医院综合改革全面实行药品零差价的同时，吴中区财政局同时启动了对医院实施药品零差价造成的政策性亏损的补偿机制，经过几轮对基础数据的分析和测算后，确定了财政补偿的金额，并出台了财政补偿政策。吴中区委、区政府对城市公立医院综合改革的大力支持，吴中区财政局对补偿机制的全面落实，为医院实施药品零差价后的稳定、顺利运行给予了政策性保障，保证了这次城市公立医院综合改革在我院的顺利实施和推进。2017年我院实施药品零差价后的亏损额为2 359万元，医疗性收入增加额为1 470万元，吴中区财政局给予了750万元的补偿金额，补偿率为84%，剩余的16%由我院通过加强管理、提升绩效解决。

2017年，吴中区财政补偿方案有了积极的调整。2017年以前，吴中区财政补偿方案是以在编人员经费每人每年1.6万元为主要补偿方法。从2017年开始，吴中区财政补偿方案改为以事定费，根据医院一年的门诊总量、出院总量等工作量确定补偿总额，同时根据年底苏州市卫生计生委城市公立医院绩效考核结果，下拨补偿款项。

深化医保支付制度改革，切实减轻患者就诊负担

本次公立医院医药价格综合改革的原则为统筹协调、同步实施，坚持医疗、医保、医药（"三医"）联动改革，医药价格改革与医保支付方式、财政保障机制、医院运行机制等改革同步实施，总体上不

增加患者个人支付的费用负担。改革后，人社部门强化了医保总额费用控制和单病种付费管理模式，通过医保支付杠杆，调节医疗费用的不合理、快速增长，使医院的各项医疗运行指标得到了合理、有效的控制。这次"三医"联动改革，从多方面建立激励引导机制，在有效控制医疗费用不合理增长的同时，产生了医院效益增加、患者负担减少的良好成效。

近两年来，苏州市人社部门加大了单病种考核力度，将单病种结算病种数由 2016 年的 18 个增加到 2018 年的 100 个。总体目标是，通过医保总额控制、单病种结算以及今后即将开展的 DRGs，进一步规范医院的医疗行为，有效控制医药费用的不合理增长。在医院内部管理上，我院进一步加强了对患者费用的日常考核和管理，医保部门每月对各科医保考核数据进行汇总分析，将考核结果纳入医院绩效考核方案中。

加强绩效考核，以管理促效益

为进一步深化城市公立医院综合改革，建立健全公立医院绩效考核机制，维护公立医院的公益性，保障公立医院的可持续发展，吴中人民医院内部加强了人事制度改革、绩效工资制度改革，注重医院的社会效益、医疗服务、综合管理和可持续发展，以定编定岗、同岗同酬、全成本核算、以工作量测算绩效工资等内部管理机制，进一步优化绩效评估体系，初步建立了一套适应新医改政策的综合绩效管理体系，以期进一步发挥医务人员的工作积极性，提升服务质量，规范服务行为，维护公益性、调动积极性、保障可持续性，为人民群众提供更加安全、有效、方便、价廉的医疗卫生服务。

以学科建设创新促进服务水平提升

学科建设在医院的建设与发展中具有举足轻重的地位和作用，是推动医院全面发展的重要途径，是打造医院优质品牌的重要手段，是增强医院核心竞争力、提升医院服务水平的重大举措，也是医院管理的重要内容。长期以来，吴中人民医院始终坚持以学科建设为生命线的理念，在重点专科建设、二级专科发展、学科服务水平提升等方面出台了多个鼓励性政策，引导临床科室重视学科发展，以学科技术水平的提升促进服务水平的提升。目前，我院已拥有苏州市临床重点专科 4 个、苏州市临床重点专科建设单位 1 个，营造了学科发展的良好氛围。同时，苏州市人社部门对医院学科建设也有相关优惠政策。对于拥有苏州市临床重点专科的医院，人社部门对每个苏州市临床重点专科医保总额增加 20 万元，以进一步促进医院的学科发展和服务水平提升。

人才梯队建设日趋完善，人才引进计划得到全面落实

人才队伍建设是学科发展的源泉，是医院实现可持续发展的重要战略选择，是医院事业发展的基石。以人为本、人才强院的理念，良好的学科氛围，为我院的人才引进与培养创造了很好的条件。近年来，我院加大了研究生、副高级职称以上人才的招聘和引进工作，成功引进了心胸外科、心内科、新生儿科、病理科等专业的学科带头人，使我院这些学科的整体水平有了快速的提升，同时带动了其他学科的发展。通过这几年的人才引进与培养，我院初步形成了结构较为合理的人才梯队，为医院的后继发展提供了强有力的人才保障。我院正在努力运作积极有效的人才引进及培养机制，着力将苏州市、吴中区卫生人才引进政策落实到医院的实际工作中，逐步形成高效、稳定、适用的人才引进新局面，为医院的进一步发展奠定坚实的人才基础。我院加快对学科团队的引进步伐，引进上海新华医院、中山医院、胸科医院的心胸外科团队，开展小儿漏斗胸手术、小儿先心病诊治、肺结节诊治，进一步增强了我院心胸外科与儿科的业务能力。

探索医联体模式，推进分级诊疗

习近平总书记在全国卫生与健康大会上明确提出，分级诊疗制度位列五项基本医疗卫生制度之首，要大力推进。本次公立医院综合改革的

一项重要任务就是解决基层患者看病难、就医难的问题，大幅度提高基层医疗卫生服务水平，全力推行分级诊疗，形成上下畅通、联动，优质医疗资源下沉的分级诊疗模式。根据吴中区卫生计生局的统一部署，我院联合了区域东片的6家基层医疗单位，组成了医疗联合体，逐步探索在医联体内实现分级诊疗的路径。这项工作的推进具有深远的现实意义，是解决患者看病难、看病贵问题最直接、最有效的手段，但在实施过程中也遇到了一定的困难。这需要我们在实践中逐步解决。

利用信息化手段，加强监管

随着医疗信息技术的发展，运用信息化手段进行医院各项工作的监管，其重要性已经越来越明显。从组织保障体系建设、总体框架设计、基础数据库标准化、主要监管内容筛选及电子病历系统建设等方面对医疗质量进行全方位监管，正在被越来越多的医院采纳。吴中人民医院在本次公立医院综合改革中，利用现有信息化手段，在完善原有信息化功能的基础上，建立了数据监管报表，由医务科、财务科、医保办等相关部门定期监管医院运行数据并报院部，通过数据分析、落实考核、强化整改等多种途径，落实医药卫生体制改革。

医药卫生体制改革阶段总结

以上是我院在医药卫生体制改革过程中的一些做法。我院以破除医疗机构逐利机制为突破口，进一步创新管理模式，加强以人才、技术、服务、重点专科为核心的能力建设，做大做强重点专科，同时不断增强其他专科的综合实力，提高医院的技术水平和服务水平，逐步降低向上级医院的转诊率，让公立医院回归公益性，让运转步入良性轨道。在这次城市公立医院改革中，通过医联体建设，在技术输出、人才输出、管理输出、品牌输出的同时，初步达到了将县级公立医院的优质医疗资源向基层下沉的目的，在一定程度上方便了人民群众就医。

总体来说，我院的医药卫生体制改革取得了一定的成效，但医药卫生体制改革是一项系统性的大工程，任务艰巨，难度也大。目前取得的成效与改革的最终目标还有很大的差距。我们坚信，在政府的不断推动下，通过抓管理、抓服务，不断深化改革，进一步提升医疗技术和服务水平，我们一定能将医药卫生体制改革推向一个新的高度，为缓解人民群众看病难、看病贵问题做出更大的贡献。

（2018 年 5 月）

加强党建促提升，旗帜鲜明讲政治

——在 2018 年第二季度党员学习会议上的讲话

2018 年是巩固扩大管党治党成果、推动全面从严治党向纵深发展的重要一年。今年的总体要求是，深入学习贯彻党的十九大精神和习近平新时代中国特色社会主义思想，全面落实新时代党的建设总要求，以党的政治建设为统领，以"不忘初心，牢记使命"主题教育为抓手，以增强组织力为重点，坚持稳中求进的工作总基调，推动基层党建全面进步，全面提升医院各项工作水平，落实新时代卫生与健康方针，为"根植吴文化，建设新吴中"提供坚强的政治保证和组织保证。

坚定政治站位，筑牢思想根基

我院始终高度重视领导班子政治建设和思想建设，注重在攻坚克难中锻造"好班子"，努力打造高素质专业化干部队伍。党员干部在医院各项工作中要干在实处、走在前列、勇立潮头。全体党政班子成员要坚定践行党的政治路线，严守党的政治纪律和政治规矩，自觉在思想上、政治上、行动上同以习近平同志为核心的党中央保持高度一致，严格执行新形势下党内政治生活若干准则，营造风清气正的良好政治生态，狠抓意识形态工作的责任落实，坚定政治站位，坚定理想信念，以上率下营造山清水秀的政治生态，永葆忠诚本色。

深入学习贯彻党的十九大精神

党的十九大精神内涵丰富，思想深刻，博大精深，是我们做好当前和今后一个时期工作的行动指南。全体党员干部要学懂弄通，全面准确学习领会党的十九大精神，深刻领会新时代中国特色社会主义思想的历史地位和重要意义。要把学习和宣传党的十九大精神作为首要的政治任务，通过专题学习、党课辅导、专题研讨等形式，增强学习宣传党的十九大精神的针对性与实效性。要组织学习党章，重点把握十九大修改和增写的内容。要紧密联系实际，抓住党建工作干什么、怎么干、谁来干这三个问题，将十九大精神转化为新时代发展的思路举措。

扎实开展"不忘初心，牢记使命"主题教育活动

我们要认真贯彻苏州市委、吴中区委的部署要求，深入推进"两学一做"学习教育常态化、制度化，高质量开展"不忘初心，牢记使命"主题教育活动，用习近平新时代中国特色社会主义思想武装头脑、指导实践、推动工作、规范行动；要认真贯彻落实新时代党的建设总要求，把党的政治建设摆在首位来抓，推动全面从严治党向纵深发展，牢固树立"四个意识"，做到"两个坚决维护"，自觉践行维护核心、绝对忠诚、听党指挥、勇于担当；要积极开展朗诵入党志愿书、重温入党誓词等教育活动，始终坚持"以患者为中心"的服务理念，通过党建把医院各项工作推向新的高度。

推动基层党支部标准化建设，促进党建质量提升

治国安邦，重在基础；管党治党，重在基层。2018 年，我们将把党支部建设作为最重要的基本建设，加强党建阵地建设，明确党支部队伍、活动、阵地、制度、保障五个基本标准，简明扼要地定标明责，做到党员活动室标准化、党建资料归集标准化；全面推行"党支部标准工作法"，切实促进支部工作标准化、规范化、制度化，强化党支部的战斗堡垒作用；通过落实基本任务、基本制度、基本保障，强功能、抓基本、补短板，整体推进先锋系列活动，进一步推进基层建设全面进步，落实一个支部一面旗、一名党员一盏灯，让基层组织成为我们党看得见、摸得着的力量之源。

进一步规范发展党员和从严管理党员

我们要严格按照党章规定的党员标准发展党员，严格执行发展党员程序，坚持成熟一个发展一个，确保新党员的质量；严格落实党费收缴使用规定；组织开展党员档案普查工作，保质保量完成档案普查各项任务；注重加强党章党纪、国家法律法规等内容的学习教育，引导党员牢固树立法纪理念、法制思维，养成遵规守纪的良好习惯；加强党员队伍综合考评和综合研判，进一步强化法规制度的严肃性和操作性，通过抓管理、抓督导、抓查处，坚决纠正有令不行、有禁不止的行为，确保铁规发力、禁令生威，使各项法规制度全执行、全落实、全到位；坚持党要管党、从严治党，着力解决党内生活和组织生活随意化、平淡化、庸俗化、形式化的问题；严格落实民主集中制、双重组织生活、讲评谈话等制度，切实把班子成员管好、把党员干部管好。

严肃党内政治生活，旗帜鲜明讲政治

党内政治生活是调节党内关系、解决党内矛盾和问题的重要途径，是党组织教育管理党员和党员进行党性锻炼的主要平台，是全面从严治党的基础，是广大党员锤炼党性的"大熔炉"。我们要严肃党内政治生活，把旗帜鲜明讲政治作为根本要求，坚持崇尚党章，严格落实基层党组织党内政治生活制度，推动领导干部牢固树立责任导向，自觉增强角色意识和政治担当，形成以上率下、整体联动的总体效应；重点推进落实"三会一课"、党员领导干部双重组织生活、民主生活会和组织生活会旁听、民主评议党员制度。解决党内政治生活、政治生态中出现的问题绝非一朝一夕之功。我们要锲而不舍，把党的建设基础工程抓紧、抓实、抓好。

持之以恒正风肃纪，时刻绷紧纪律作风这根弦

党的十九大在新时代党的建设中提出了持之以恒正风肃纪、夺取反腐败斗争压倒性胜利的工作要求，展现了我们党坚定不移推进全面从严

治党的决心。全院党员要深刻认识狠抓纪律作风建设的重要性，针对纪律作风方面存在的问题，举一反三，集中整治。要破除习惯性思维，破除侥幸心理，始终绷紧纪律作风建设这根弦，对违反纪律规定踩"红线"行为零容忍，以铁的纪律打造铁的队伍，努力推动纪律作风建设不断深入，以最严格的标准、最严厉的措施正风肃纪。要从解决"四风"问题延伸开去，努力改进思想作风、工作作风、领导作风、干部生活作风，改进学风、文风、会风。

扎实推进基层党建工作各项任务

我们要深入认识和把握基层党建工作的重大意义。习近平总书记指出，党的工作最坚实的力量支撑在基层。只有重点加强基层党组织建设，全面增强基层党组织凝聚力和战斗力，我们才能在各种严峻形势面前经受起任何风浪的考验，党的执政地位才会固若磐石。加强基层党建工作，关键是要把从严治党的要求落实到基层党建实践中，对党员干部严格要求、严格教育、严格管理、严格监督，切实发挥好基层党组织的战斗堡垒作用。简要地说，就是要努力做到"三明"：明确自身职责范围，处理好业务与党务的关系，结合业务抓党务，抓好党务促业务；明确基层党组织的工作思路和能力范围；明确规范制度，提高基层党建规范化建设水平。我们要通过扎实推进基层党建工作促进医院各项工作，进一步增强医疗服务能力，为健康吴中做出新的贡献。

（2018 年 5 月）

创造一个没有麻风的世界

——在"吴中人民医院麻风防治科技服务站"揭牌仪式上的致辞

　　五月的鲜花开遍了原野。在这生机勃发的季节里，我们在医院 4 楼皮肤科门诊大厅马海德医德医风教育基地隆重举行江苏省预防医学会"吴中人民医院麻风防治科技服务站"揭牌仪式。在此，我代表苏州市吴中人民医院全体医务人员，对在百忙之中莅临揭牌仪式现场的领导和来宾表示热烈的欢迎，向关心、支持、帮助我院麻风防治工作的各级领导表示衷心的感谢！

　　吴中区皮肤病防治所（简称"皮防所"）的前身是吴县沙湖疗养院（麻风村），建于 1965 年 9 月，位于苏州城东唯亭乡吴家潭，主要任务是隔离收治麻风患者。至 1985 年 5 月，经吴县人民政府批准，沙湖疗养院迁至苏州市东大街，撤院建所，成立吴县皮防所，开展麻风诊疗、监测和皮肤病防治工作。

　　1986 年 10 月，马海德博士以卫生部顾问的身份，陪同日本笹川纪念保健协力财团的汤浅洋博士一行，前来当时位于苏州市东大街的吴县皮防所考察。马海德非常关心吴县的麻风防治工作，向相关医务人员详细了解情况，在对吴县皮防所工作予以充分肯定的同时，提出了进一步落实麻风防治工作的一些建议和要求。在马海德的精心安排下，通过多次真诚的会谈，吴县皮防所和日方最终达成了由日本松绿神道大和山无偿捐助，在位于苏州市人民南路的吴县红十字医院（我院前身）内建造麻风康复大楼和购置各种医疗仪器与康复设备的协议。

　　就这样，全国第一幢建在综合性县医院内的麻风康复大楼雄伟地矗立在我院大院内。原来十分简陋的皮防所就此走出困境，迅速发展壮大，全面开展麻风防治、畸残矫治手术和康复等工作，同时还开展了各类皮肤病、性病的门诊和住院治疗，使得业务量年年倍增。

在马海德的关心、帮助和指导下，吴县成立了吴县麻风防治协会，各乡镇也先后成立了乡镇麻风防治研究会，由政府牵头具体落实各项措施。根据马海德提出的麻风社会防治原则，所有隔离患者（132人）全部出院回到了自己的家乡，他们的工作与生活也都得到了妥善安排。在地方政府的关心和帮助下，这些返乡患者全身心投入社会建设和工农业生产之中，社会上对麻风患者的偏见和歧视也逐步减少。吴县麻风防治工作的这些成就得到了马海德的认可和高度赞赏。经过近10年的努力，1995年11月，江苏省麻风考察组考核皮防所的麻风防治工作和吴县市的麻风防治现状后，正式宣布"吴县市达到基本消灭麻风指标"。

2000年12月，吴县皮防所更名为苏州市吴中区皮防所。2012年11月，因吴中区卫生区域规划调整，苏州市吴中区皮防所整体并入苏州市吴中人民医院。

2014年3月，苏州市吴中人民医院被江苏省卫生计生委指定为苏州市麻风诊疗定点医院，同时也是江苏省疾控中心麻风病理诊断中心和麻风查菌定点单位。至2018年4月底，我院管理麻风康复患者102例，现症患者9例，其中2018年已新确诊患者2例。

麻风是人类已知的最古老的疾病之一。如今，这种疾病可以通过联合化疗治愈，但是麻风患者在社会上仍然受到歧视。随着"吴中人民医院麻风防治科技服务站"的揭牌，我们将通过广泛开展群众性麻风防治核心知识科普宣传，定期对本院和基层医护人员进行麻风诊治、康复知识与技能培训，精准帮扶麻风患者及致残者，力争为麻风防治、康复创造良好的环境。

我院将以本次授牌仪式为契机，进一步提高质量、规范管理，提升我院麻风防治水平，促进全市麻风防治事业健康发展，为早日创造一个没有麻风的世界而贡献力量。

（2018年5月）

用生命守护生命，让真情地久天长
——在纪念第 107 个国际护士节庆祝活动上的致辞

在这个百花飘香、捷报频传的 5 月，我们在这里欢聚一堂，庆祝第 107 个国际护士节的到来。首先，我要借此机会，向辛勤工作在临床一线无私奉献的护士们说一声："你们辛苦了。由衷地感谢你们为了吴中人民医院的建设与发展所付出的心血和汗水。"

建院以来，我院护理工作在院部的统一领导下，在护理部和各位护士的共同努力下，持续稳步地向前发展。特别是近年来我院推出优质护理服务和人文护理新举措后，护理服务质量和护理服务水平都有了极大的提高。

护理工作虽然平凡，却很伟大。护理是一个专门的学科，是一门精深的学问。护士们在长期的护理实践中自觉践行医学人文精神，大力弘扬南丁格尔精神，努力成为南丁格尔的传人。

护理服务是临床诊疗过程中不可或缺的重要部分，蕴含了人性暖暖的温度。一个微笑，一句问候，一杯热水，一次搀扶……很多看似平凡的小事，都融入了护士们对患者的浓浓深情，足以点亮生命的火炬。

护理工作是如此神圣，吴医护理人是如此美丽，所以，我要由衷地赞美吴医白衣天使。明媚的春天，是你们把关爱送给患者；炎热的夏天，是你们把清风送给患者；丰收的秋天，是你们把希望送给患者；寒冷的冬天，是你们把温暖送给患者。你们的微笑之花盛开在四季，你们执着的敬业精神令人感动。

在今天庆祝活动的结尾，我们将唱响《中国护士之歌》。这首歌非常好听，道出了中国护士的辛苦和美丽：

柔情的双手，迎接生命的希望；

温馨的话语，呼唤健康在起航；

轻盈的脚步，驱散病痛的阴霾；

在你熟睡的梦里，我是那片最宁静的月光。

中国护士，大爱无疆，

用奉献浇灌生命，让青春永远绽放；

中国护士，大爱无疆，

用生命守护生命，让真情地久天长。

柔弱的臂膀，擎起生命的坚强；

汗水和泪水，流淌誓言的力量；

疲倦的脚步，走过无悔的人生；

当你醒来的时候，我是你那第一缕阳光。

…………

最后，祝我院全体护士节日快乐、阖家幸福、工作顺利、永远美丽！

（2018 年 5 月）

肩负责任，加快胸痛中心建设

——在胸痛中心建设启动大会上的讲话

今天，我们在这里隆重召开苏州市吴中人民医院胸痛中心建设启动大会。在今天的会议上，吴文庆副院长将宣读胸痛中心建设的相关文件，心内科、急诊科的两位主任将做表态性发言，心内科专家、苏州九龙医院的刘峰院长将给我们做相关的培训。

近年来在大家的共同努力下，吴中人民医院的医疗、教学、科研、管理等多方面工作都取得了很大的进步，但是，我们清楚地知道，我院和周边一些医院相比，仍然有一定的差距，所以我们必须更多地学习兄弟医院和上级医院的先进技术和管理经验，努力促进医院更好、更快地发展。我院胸痛中心的建设，不仅是医院发展的需要，也是服务患者的需要。胸痛中心将对胸痛患者进行规范化的诊治，对急性冠脉综合征、肺栓塞、主动脉夹层等高危胸痛患者进行快速识别，最大限度地让患者获益。

与胸痛中心密切相关的科室有急诊科、心内科、呼吸科、胸外科、消化科、ICU 等。实际上，胸痛诊治涉及医院几乎全部的科室、部门，是一项全院性的工作，所以胸痛中心委员会主任由我亲自担任，以表明院部的高度重视和我们建设好胸痛中心的决心。

胸痛中心有特定的组织架构。按照这个架构，我们任命了胸痛中心委员会副主任，以及医疗总监、行政总监、秘书和协调员等。以后只要是与胸痛中心建设有关的各项工作，大家都要给予全力的支持。围绕胸痛中心建设的"五大要素"和各项标准、条件，各部门要互相协作，把工作做好、做到位。

我们要对急性 ST 段抬高型心肌梗死（STEMI）进行高质量的有效

救治，最大限度控制并缩短"D（进门）to B（球囊扩张）时间"，加强社区宣教，加强与协作医院的合作，加强与120急救系统的合作。我们的最终目的是最大限度缩短"S（症状发生）to B（球囊扩张）时间"，让每一位患者都能最大限度地获益。除了很高的专业技术水平外，不断改进、优化各种救治流程也非常重要。

本次胸痛中心建设其实是对吴中人民医院各项能力的综合检验。接下来各种制度和流程的制定、各类人员的培训、所有胸痛数据的上报、病例救治质量的持续改进等大量细致的工作等着我们去做，所以我们一定要脚踏实地、求真务实，虚心向行业专家请教，虚心向兄弟医院、上级医院特别是在胸痛中心建设方面做得非常好的九龙医院学习。全体吴医人一定要肩负责任、奋力拼搏，以胸痛中心建设为契机，进一步提高吴中人民医院的医疗技术水平和服务水平，更好地为人民群众服务。

最后，我要再一次感谢刘峰院长亲临我院为我们授课指导，感谢6家兄弟协作医院的支持和配合。希望胸痛中心能早日通过验收，成为吴中人民医院的又一个优质品牌。

（2018年6月）

加强基层党建工作，促进医院更好更快发展
——在 2018 年医院第二季度党委会上的讲话

近日，中共中央办公厅印发了《关于加强公立医院党的建设工作的意见》。意见就充分发挥公立医院党委的领导作用，切实加强公立医院领导班子、干部队伍和人才队伍建设，着力提升公立医院基层党建工作水平，把抓好思想政治工作和医德医风建设作为公立医院党组织重要任务，不断强化对公立医院党建工作的领导和指导做了具体部署。

意见指出，公立医院党委必须充分发挥把方向、管大局、做决策、促改革、保落实的领导作用。公立医院要实行集体领导和个人分工负责相结合的制度，凡遇重大问题都要按照集体领导、民主集中、个别酝酿、会议决定的原则，由党委集体讨论，做出决定，并按照分工抓好组织实施，支持院长依法依规独立负责地行使职权。院长在医院党委的领导下，全面负责医院医疗、教学、科研、行政管理工作。

院党委要明确职责，贯彻落实党的基本理论、基本路线、基本方略，贯彻落实党的卫生与健康工作方针，贯彻落实深化医药卫生体制改革政策措施，坚持公立医院公益性，确保医院改革发展方向正确；依照有关规定讨论和决定医院改革发展、财务预决算、"三重一大"、内部组织机构设置，以及涉及医务人员权益保障等的重大问题；坚持党管干部原则，按照干部管理权限领导医院干部的选拔任用工作，认真做好离退休干部工作；坚持党管人才原则，讨论决定医院人才工作的政策措施，创新用人机制，优化人才成长环境；做好思想政治、意识形态和宣传工作，开展社会主义核心价值观教育，弘扬崇高精神，加强医德医风、精神文明和医院文化建

设；完善医院党组织设置和工作机制，增强组织力，增强政治功能，严格党的组织生活，扩大党内基层民主，抓好发展党员和党员教育管理监督服务工作；履行全面从严治党主体责任，支持纪检机构履行监督责任，加强医院党风廉政建设和反腐败工作；全面落实党的统一战线方针政策，做好统战工作；领导和支持工会、共青团等群团组织和职工代表大会开展工作。

院党委要进一步健全医院党委与行政领导班子议事决策制度。党委会议由党委书记召集并主持，研究和决定医院重大问题。院长办公会议是医院行政、业务议事决策机构，由院长召集并主持。重要行政、业务工作应当先由院长办公会议讨论通过，再由党委会议研究决定。院党委要健全医院党委会议、院长办公会议等议事决策规则，明确各自决策事项和范围，不得以党政联席会议代替党委会议；坚持科学决策、民主决策、依法决策，坚决防止个人或少数人说了算；加强党务、院务公开，强化民主管理和民主监督。

院党委要不断强化领导班子思想政治建设，把党的政治建设摆在首位，深入学习贯彻习近平新时代中国特色社会主义思想，旗帜鲜明讲政治，自觉把"四个意识"落实到治院兴院各个方面，牢固树立"四个自信"，在思想上、政治上、行动上同以习近平同志为核心的党中央保持高度一致，坚持不懈整治"四风"，净化医院政治生态。

院党委要着力提升医院党建工作水平，把各党支部建设成坚强战斗堡垒。各党支部要突出政治功能，加强对党员的直接教育、管理、监督，做好组织、宣传、凝聚、服务群众工作，严格执行"三会一课"、组织生活会、民主评议党员等制度。

院党委要认真做好发展党员和党员教育管理工作；把政治标准放在首位，抓好发展党员工作，注重发展医疗专家、学科带头人、优秀青年医务人员入党；推进"两学一做"，认真开展"不忘初心，牢记使命"主题教育，结合实际开展主题党日活动；创新党组织活动内容和方式，推动党组织活动与医院工作有机融合，充分发挥党员先锋模范作用。

院党委要加强思想政治工作，不断创新思想政治工作内容、方法和载体，深入开展习近平新时代中国特色社会主义思想的宣传教育，建立常态化政治理论学习制度；引导医务人员更新观念、积极投身改革；关心医务人员身心健康，增强医务人员职业荣誉感，积极维护医务人员合法权益。

院党委要加强医院文化建设，引导医务人员弘扬和践行敬畏生命、救死扶伤、甘于奉献、大爱无疆的崇高职业精神，塑造医术精湛、医德高尚、医风严谨的行业风范；建立党委主导、院长负责、党务行政工作机构齐抓共管的医德医风工作机制，建立完善医务人员医德考评制度，实行医德"一票否决"制，将医德表现与医务人员晋职晋级、岗位聘用、评先评优和定期考核等直接挂钩。

院党委要抓好精神文明建设和群团工作，开展文明单位、青年文明号创建和志愿服务活动；落实意识形态工作责任制，管好医院各类思想文化阵地；加强对医院内民主党派基层组织的政治领导，做好党外知识分子工作；坚持党建带群建，健全工会、共青团等群团组织工作制度，完善工作机制，充分发挥群团组织作用。

院党委要履行党风廉政建设主体责任和监督责任，加强党风廉政教育，严明纪律红线，增强拒腐防变能力。院纪委要全面履行监督执纪问责职责，建立健全领导班子和领导干部责任追究制度，加强对党员干部和医务人员严格遵守党的纪律规定和国家有关法律法规规定的监督检查，加强医院纪检机构和纪检干部队伍建设，增强履行职责能力，充分发挥监督作用。

院党委要强化党建工作保障，建立健全党务工作机构，推动党务工作队伍专业化、职业化建设，探索建立职务职级"双线"晋升办法和保障激励机制，实行职务（职称）评审单列计划、单设标准、单独评审，将党建工作经费列入医院年度经费预算，加强党员活动场所建设。

院党委下一步将继续认真学习党的十九大精神，贯彻落实中共中央办公厅《关于加强公立医院党的建设工作的意见》，围绕深化医药卫生体制改革等各项中心工作任务，紧密把握医院工作实际，高度重视医院党建工作，深入开展"两学一做"活动，全面增强党组织的创造力、战斗力和凝聚力，为医院的发展提供坚强的政治保证和组织保证，促进医院更好更快地发展。

（2018 年 6 月）

深化医改，再谱新篇

——在全区深化医改暨卫生计生工作会议上的发言

各位领导：

大家下午好！

下面，我把吴中人民医院今年上半年深化医改工作和基本工作向大家做一个简要的介绍。

吴中区东片医联体建设情况

为深化医药卫生体制改革，构建分级医疗、急慢分治、双向转诊的诊疗模式，在吴中区卫生计生局的指导下，吴中人民医院和尹山湖、长桥、越溪、甪直、横泾及城南的 6 家医疗单位成立了吴中区东片医疗联合体。

按照吴中区卫生计生局的部署，结合各基层医疗单位的实际情况，我院制定了相应的合作内容。

① 尹山湖医院。我院在此成立吴中人民医院儿科分部、吴中人民医院妇产科分部；下派儿科、妇产科、皮肤科专家团队定期开展门诊、查房、带教工作。

② 越溪社区卫生服务中心。我院在此安排麻醉科、内科专家团队定期开展门诊、查房、带教工作。

③ 甪直人民医院。我院在此成立吴中人民医院内镜诊疗分中心，安排消化科专家团队开展内镜治疗及带教工作；每周六下派皮肤科专家开展门诊、手术、带教、查房工作。

④ 横泾卫生院。我院在此安排外科、中医科、口腔科专家团队开展对口支援工作。

⑤ 开发区预防保健所。我院在此安排麻醉科、超声科专家团队开展对口支援工作。

⑥ 长桥人民医院。我院在此安排放射科、心电图诊断专家通过远程会诊网络对疑难病例进行会诊，帮助该医院产科、新生儿科完善危重孕产妇及危重新生儿的转诊流程。

上半年，我院共下派专家 500 多人次，完成门诊工作量 2 万多人次，完成内镜检查 220 人次，共接收医联体上转患者 216 人次，接收医联体内进修人员 8 人。目前，我院和甪直人民医院的医联体建设正在进一步加强。从 5 月开始，甪直人民医院将安排分管院长、职能科室负责人分批来我院进行交流。

创建苏州市疾病救治中心工作

为贯彻落实苏州市健康市民"531"行动计划，创建吴中区首批疾病救治中心，吴中人民医院经过筹备、建设、改进等步骤，于去年 11 月完成了危重孕产妇救治中心和危重新生儿救治中心的建设，今年正在进一步完善之中。目前，创伤救治中心、胸痛中心和卒中中心建设正在稳步推进中。

① 危重孕产妇救治中心。我院优化了危重孕产妇入院急救的流程，在产房设置了紧急手术室，在病区设置了重症监护室，配备了呼吸机、除颤仪等抢救设备。产科开设了高危病房和高危门诊。1—5 月，我院分娩量为 1756 人，收治危重孕产妇 39 名，且全部抢救成功。

② 危重新生儿救治中心。我院在新生儿科设置普通床位 20 张、重症监护床位 5 张，配备了有创呼吸机、无创呼吸机、监护仪等抢救设备，今年下半年将配备危重新生儿转运车一辆。1—5 月我院新生儿科共收治患儿 468 名，其中危重新生儿 66 名，成功抢救 65 名。

③ 创伤救治中心。我院在急诊抢救室更新了无影灯，新增了创伤专用体外除颤起搏仪，新设了 2 间培训室。创伤救治中心开展了创伤严重度评分和体血回输技术，1—5 月共抢救 61 名严重创伤患者（评分 > 15 分），其中成功抢救 54 例，抢救成功率为 88.5%。

④ 胸痛中心。我院在急诊科设置了胸痛诊室、急诊抢救室、胸痛留观室，配备了呼吸机、监护仪、除颤仪等抢救设备，对导管室进行了重新装修，完善了各项流程。1—5 月胸痛中心共完成心脏介入手术 50 例，其中支架植入 8 例，射频消融治疗 3 例。

⑤ 卒中中心。我院在急诊科设置了卒中诊室、急诊抢救室，配备了呼吸机、监护仪、除颤仪等抢救设备。上半年派 1 名神经内科医生外出进修卒中介入技术。1—5 月，卒中中心共完成 3 例脑血管介入治疗，其中 1 例为 DSA 下支架植入术。

医院分级诊疗工作

为推进我区分级诊疗工作，上半年我院采取了以下具体措施。

① 推行预约挂号：把一部分专家号提供给 6 家医联体单位，对医联体内上转的患者采取一定的优惠措施，具体为免挂号费、优先安排床位、医联体内的检查报告单可以通用等。

② 鼓励我院专家到医联体内多点执业：如尹山湖医院每周二有我院消化内科专家门诊，每周四有我院心血管内科专家门诊，每周二、五有我院儿科专家门诊；我院向越溪社区卫生服务中心下派骨科、肿瘤科、口腔科医生指导工作；我院向横泾卫生院下派妇产科、呼吸科、口腔科、中医科医生指导工作。

③ 我院新生儿科承担吴中区危重新生儿救治工作：今年我院新生儿科共收治吴中区各基层医疗机构上转的危重新生儿 19 名，均抢救成功，赢得了好评。

我院和上级医院的合作

① 上海中山医院。我院超声科和上海中山医院超声科合作，开展了超声引导下甲状腺细针穿刺细胞学检查、超声引导下穿刺前列腺组织学检查和乳腺组织学检查，开展了肿瘤微波消融术、血管及宫腔造影、肝肾囊肿穿刺硬化治疗等介入超声诊疗项目。

② 上海新华医院。我院心胸外科和上海新华医院心胸外科、影像

科合作开设肺结节门诊。每周四下午上海新华医院都有专家来我院门诊，社会反响非常好。我院儿科和上海新华医院儿科合作开设了儿童先天性心脏病门诊、小儿内分泌门诊。

③ 上海第十人民医院。我院泌尿外科和上海第十人民医院泌尿外科签署了医联体协议。今年我院派了一名泌尿外科骨干医生到上海第十人民医院进修学习。上海第十人民医院泌尿外科专家定期来院指导，开展示教手术。

④ 上海同济医院。我院肾脏内科今年加入了上海同济医院肾内科联盟，利用互联网＋医疗技术，依托共享平台，实现了远程医疗、远程教学。

⑤ 苏州市名医工作室。今年我院申报了苏州市名医工作室。苏大附一院心胸外科马海涛主任医师和苏大附一院甲乳外科刘建夏主任医师在我院开设了名医工作室。

人文医院建设

今年是吴中人民医院的人文医院建设年。我院和南京医科大学人文社会科学学院建立了人文医联体。该医联体将于 7 月 21 日正式挂牌。同日我们将开办继续教育项目——"临床思维与就医思维融合的医患沟通案例解析学习班"。在南京医科大学专家的指导下，我院将深入推进叙事医学、叙事护理等人文医学实践项目，增强医务人员的共情能力。目前我院的叙事护理人文病历著作《沟通源于心》一书已经交给苏州大学出版社加工，年内将正式出版。这本书将作为江苏省高等院校人文医学素质教育专业委员会 2018 年年会的大会交流用书。

今年我院还和台湾慈济医院进行人文交流合作，由慈济医院专家对我院广大干部职工进行了人文医疗培训和精细化管理培训。我院将进一步增强广大医务人员的医学人文情怀和共情能力，把人文关怀落实到每一个医疗环节之中，使吴中人民医院成为有温度的人文医院。

（2018 年 7 月）

加强医患沟通，落实人文关怀

——在"南京医科大学医患沟通研究基地"挂牌仪式上的讲话

为了进一步深化医药卫生体制改革，加快公立医院改革的步伐，不断提升医疗服务质量和服务水平，改善医患关系，提升患者的就医满意度，促进医患和谐，吴中人民医院在抓好学科建设的同时，提出了"文化建院"的口号，加快了人文医院建设的步伐，并将2018年确定为"人文医院建设年"。在制定的两大目标中，其一就是与国内知名医科大学建一个文化联合体，依托高校的雄厚实力来推进医院的人文建设。

南京医科大学医患沟通研究中心是国内成立最早、富有人文医学特色的学术研究和应用机构，是南京医科大学的校级研究平台，除了有人文社会科学学科和生物医学科学学科的知名学者外，还整合了丰富的临床研究资源——10多家医院作为"医患沟通研究基地"加入其中，重点研究以生物-心理-社会医学模式为特征的医疗服务中的相关临床诊疗问题、医院管理问题、医患关系问题，在研究方法上着重于社会研究、实证研究、理论研究及应用研究，10多年来成绩斐然，在国内居于领先地位。

今天，吴中人民医院有幸成为"南京医科大学医患沟通研究基地"。这是我院人文医院建设中的一件大事。我院与南京医科大学人文社会科学学院建设文化联合体由此迈出了坚实的一步，对我院在临床医疗实践过程中践行人文医学、落实人文关怀、实施GLTC医患沟通模式、推行医患共同决策、实现医学模式从生物学模式向生物-心理-社会医学模式的转变，必将产生积极的作用。

今天的挂牌仪式结束后，我们还将举办继续教育项目——"临床思维与就医思维融合的医患沟通案例解析学习班"，以帮助各家医院增强医务人员医患沟通的技能，进一步提高各家医院的医疗服务质量，改善医患关系。令我们由衷感到高兴的是，南京医科大学人文社会科学学院的王锦帆书记、郑爱明院长今天亲临现场为大家做指导。王书记和郑院长都是医患沟通研究领域的专家。我们有幸聆听他们的教诲，必将获益良多，对我们今后进一步做好医患之间的沟通与交流，让自己成为一个有温度的、受患者欢迎的人文医生，一定会有很大的帮助。

　　最后，预祝今天的"临床思维与就医思维融合的医患沟通案例解析学习班"取得圆满成功。祝在座的各位学习愉快、身体健康、万事如意。谢谢大家！

（2018 年 7 月）

解放思想谋思路，凝心聚力再出发
——在吴中区卫生计生局半年度基层党建工作暨基层党支部标准化建设推进会上的发言

2018 年上半年，我院党委以习近平新时代中国特色社会主义思想为指导，对照吴中区卫生计生局党委《2018 年吴中区卫生计生系统基层党建工作要点》，深入学习贯彻十九大精神，围绕党支部标准化、规范化建设，不断明确医院党建中心工作，建立支部工作考核体系，深入营造医院人文氛围，提升全院党员的思想政治水平。现在我就我院党委上半年党务工作做以下总结。

深入学习贯彻党的十九大精神

2018 年上半年，我院党委召开了三次全体党委委员及各支部委员参加的党务工作会议，精心组织安排了各项学习宣传活动，把十九大精神的学习作为每次工作会议的必修课，营造学习宣传贯彻党的十九大精神的浓厚氛围。

✚ **读原著，学原文**

去年 10 月，院党委组织收看了十九大会议现场直播。党委委员和各支部书记参加了吴中区委组织部举办的为期两天的脱产专题学习，并全部通过了学习测试。从去年 10 月至今，各支部制订了十九大精神学习计划，建立了党员学习微信群，通过集中学习和党员自学相结合、线上和线下相结合、学习和讨论相结合、学习和测试相结合等多种方式加强学习效果。院党委下发了《决胜全面建成小康社会　夺取新时代中国特色社会主义伟大胜利》单行本、新版《中国共产党章程》、《习近平新时代中国特色社会主义思想三十讲》、《新时代面对面》等辅导材料，保证每个党支部专书专用。

✚ 上党课，办活动

院党委举办了院领导班子和全体支部书记、支部委员参加的"不忘初心跟党走　牢记使命绘蓝图——十九大精神专题学习会"，开展了"读原著、学原文、悟原理"学习活动和"新时代、新气象、新作为"专题讨论活动，组织全体党员参加了为期2周的"学习党的十九大　携手走进新时代"知识竞赛，组织党员观看了《党的自我革新》《凤凰花开》《邹碧华》等宣教片，在门诊和各病区张贴十九大精神学习海报，在门诊大屏滚动播放题为"不忘初心，牢记使命"的先进职工事迹介绍。为增进学习效果，19楼专门设置的"党员之家"向所有支部开放。每个支部都专门设置了资料柜，其中的电教设备为各支部党务的学习创造了良好条件。通过一系列动员学习活动，广大党员对十九大精神有了更深刻的了解，为下一步深入学习打下了良好的基础。

✚ 办活动，记使命

为深入贯彻落实党的十九大精神，积极营造开展"不忘初心，牢记使命"主题教育的浓厚氛围，增强党员党性观念，从上半年3月开始，院党委开展了一系列主题党日活动：让党员重温入党宣誓，在党旗下接受心灵的净化和洗礼，牢记共产党员的政治责任和历史使命；开展网上学习会，以各支部为单位朗读新党章以及《习近平谈治国理政》第1—2卷，深刻理解党章修改内容，深入领会习近平总书记治国理政新理念、新思路；通过网上故事会，分享党员的入党故事，用真切、朴实的真实事例教育党员永葆初心；通过"走基地、看变化"活动，让党员深切地感受苏州自改革开放以来所取得的丰硕成果和日新月异的发展变化。

加强党风廉政建设

✚ 强化宣传，做好教育

院党委召开了廉政专题会议，通报中央纪委网站和江苏省纪委网站等通报曝光的违反中央八项规定精神的典型问题案例，提醒广大党员深刻吸取教训，切实引以为戒。同时，进一步明确院领导班子成员的责任，强调领导干部要严于律己、率先垂范，通过一级抓一级、层层压实责任来做好落实工作。院纪委及监察室对今年新上岗的中层干部及相关重点科室负责人都进行了一对一的廉政专项谈话，强调党政同责、一岗双责的要求，强调中层干部及各科室负责人要严于律己，做好模范带头作用。

✚ 履职尽责，严格监督

院党委严格执行机关事业单位相关管理规定，加大对"三公"经费、公款吃喝等监督检查的力度，对有令不行、有禁不止造成不良影响的，依照规定从严追究相关人员的责任；严格执行公车管理制度，杜绝公车私用；严格执行会议、接待管理规定，将会议地点都选在单位会议室，在会场上只提供茶水，在夏季视情况提供矿泉水，一般不提供用餐，如遇特殊情况，则安排食堂简餐或盒饭；完善财务管理制度，严格按照机关事业单位有关接待管理、学习考察、津贴补贴发放等的规定执行费用的报销与发放；利用医院投诉电话、举报信箱等，让监督渠道畅通无阻，让违规吃喝等"四风"问题无所遁形。

探索党建工作新方法

✚ 制定"吴中人民医院各党支部季度工作百分绩效考核表"

院党委在认真执行"三会一课"、党员联系群众、民主生活会、民主评议党员等制度的基础上，结合医疗卫生行业特点出台"吴中人民医院各党支部季度工作百分绩效考核表"，以支部委员会议、支部大会、收缴党费、党员手册学习、党日活动、支部活动、民主生活会以及发展党员等 8 项指标为具体考核要求，逐一评价，逐条对照，并采取支部自评与党委评分相结合的方法，最后确定每季度的考核奖励，增强党支部管理的积极性和主动性；认真执行党务公开制度，强化党内监督，切实保障党员的民主权利；继续抓好基层党建信息平台的运用管理，加强新党员培养、考察和发展工作，严格执行党员发展票决制、公示制，切实把好"入口关"，提高发展党员质量；落实党员积分考核制度，加强党员管理的规范性。

✚ 制定《吴中人民医院全面实施"党建一线工作法"工作规划》

近三年来，院党委着重围绕"六个一线"部署、开展工作。"六个一线"即优秀党员奉献在一线、后备干部培养在一线、人文关怀实施在一线、作风问题预防在一线、榜样作用宣传在一线、党建工作检验在一线。一线是医院医疗服务的最前沿，是医患矛盾交汇的场所，也是全院党员了解医疗状况、加强党性、增长才干的重要平台。只有深入一线，才能找差距、找问题；只有深入一线，才能转观念、转作风；只有深入一线，才能聚民心、集民智。

2018 年下半年，我院党委将在抓好医院中心工作的同时，进一步加强党建工作，以党建促医疗，为医院更好、更快地发展和更好地为人民群众服务做出新的贡献。

（2018 年 7 月）

致吴医健康卫士

——献给第一个中国医师节

当病人痛苦地躺在床上

内心惊恐，极度无助的时候

你们身穿白大褂

肩负医者使命

就像那及时的春雨

出现在他们身旁

你们深知，生命如此脆弱

经不起病魔的摧残

当病人陷入人生低谷的时候

你们甘愿化作

一缕缕春风

去安抚一颗颗病痛的心灵

你们的微笑

分散了病人的痛苦与恐惧

你们的共情

拉近了医患之间的距离

你们的安抚

是世上最好的一剂良药

你们的鼓励

让生命变得无比坚强
你们的努力
使一个又一个奇迹出现
你们的关爱
令医学更富人性的温情

多少个白昼，你们战斗在
救死扶伤的第一线
多少个夜晚，你们与病魔
进行着不屈的抗争
你们的精湛医技，让死神也不寒而栗
你们不言放弃的努力，让患者变得无比坚强

当生命无奈地走向尽头
现代医学已经一筹莫展的时候
你们携一颗人文心
以舒缓医疗
让生命的告别
成为一场最美的谢幕

不知道有多少次了
为了病人的安康，你们手持听诊器
坚守在白色的病床前
忘记了伴侣，忘记了儿女
忘记了卧病在床的父母
忘记了回家的路

你们技如仙，德如佛
以心为灯，以爱为魂，以诚为本

135

吴医之路 (2018)

甘做病人的生命守护神
你们把苦、把累、把怨留给自己
誓把病人从死亡线上拉回
让风雨过后的天空高挂彩虹

当病人的脉搏恢复了节律
急促的呼吸变得平稳
当紫绀的双唇泛出红润
垂危的生命再获新生
你们所有的付出都有了回报
内心装满了欣慰与幸福

你们医德好，医风正
医术精，医心慈
争当德高医精之良医
你们大医精诚，大爱无疆
一切以病人为中心
让吴医这座白色圣殿，变得更加有温度

人们赞美你们为健康卫士
其实你们也是平凡的人
救死扶伤、治病救人的背后
也有委屈和泪水，也有痛苦与欢乐
在第一个中国医师节来临之际
我要真诚地向你们道一声
吴医的健康卫士们，你们辛苦了

（2018 年 8 月）

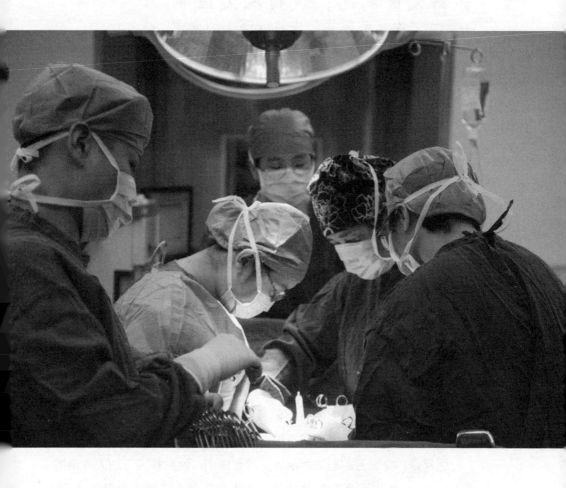

弘扬大医风范，践行人文医学
——在"中国医师节"庆祝活动上的发言

各位医师、各位医护同人：

今天，我们在这里欢聚一堂，隆重庆祝第一个中国医师节。首先，我谨代表全院职工，向辛勤工作在医疗第一线的我院全体医师致以节日的问候和崇高的敬意！

2016 年 8 月 19 日，全国卫生与健康大会明确了卫生与健康工作在党和国家事业全局中的重要位置及新时代卫生与健康的工作方针。大会提出把人民健康放在优先发展的战略地位，努力全方位、全周期保障人民健康。

2017 年 11 月，国务院通过了国家卫生计生委关于"设立中国医师节"的申请，同意自 2018 年起将每年的 8 月 19 日设为"中国医师节"。以 8 月 19 日全国卫生与健康大会的召开为标志设立"中国医师节"，体现了党和国家对全国几百万医师的关怀与肯定，体现了人民群众对医师的支持与信任，对于加强医师队伍建设，保障医师的合法权益，在全社会营造尊重医师、尊重医学科学的良好氛围，激励医师队伍奋发向上，都具有十分重要的历史和现实意义。

医师是一个神圣的职业，承担了救死扶伤、治病救人、助人健康的伟大使命。"中国医师节"的设立，使中国医师有了属于自己的节日。这对于医师界的同人来说是莫大的鼓励。作为医师，我们要倍加珍惜人民的托付和信任，不断提高医疗技术水平，发扬良好的医风医德，自律自强，为推进我国医疗卫生事业向前发展而不懈努力。

自吴中人民医院建院以来，全体医师就牢牢坚持"以患者为中心"的核心理念，刻苦钻研技术，全心全意为患者服务，把苦累留给自己，将安康送给患者。在大家的共同努力下，我院各项工作都取得了进步，医疗质量不断提高，服务水平不断提升，专科建设成效显著，人文医院建设有序推进，患者满意度不断提高，医院的核心竞争力稳步增强。

这些成绩源于全院职工的无私奉献，源于日夜奋战在救死扶伤第一线的全体医师的不懈努力和辛勤付出。在我院的医师队伍中，有年过半百仍坚持战斗在临床第一线的老专家、老同志，有年富力强、勇挑重担的中青年骨干，有朝气蓬勃、崭露头角的年轻医生。你们是吴医的健康卫士。你们肩负责任，爱岗敬业，对技术精益求精，视患者的利益高于一切；你们心怀大爱，无私奉献，用爱心点燃生命之火，用医术解除疾病之苦。吴中人民医院正是因为有了这样一支医德高尚、医术精湛的医师团队，才会赢得社会各界和广大人民群众的认可，才有了蓬勃发展的今天。

今天，我们在这里隆重举办第一个"中国医师节"庆祝活动，就是为了让全院医师进一步增强工作自豪感和职业荣誉感，继续努力，不懈进取，在服务患者的过程中使自己的人生得到升华！

衷心希望我院全体医师在今后的工作中，进一步弘扬大医风范，践行人文医学，爱岗敬业，无私奉献，更好地为人民群众的健康服务，为推动我国医疗卫生事业的发展、构建和谐的医患关系做出新的贡献。

最后，祝我院全体医师节日快乐！谢谢大家！

（2018 年 8 月）

源头防腐无缝隙

——吴中人民医院开展医疗行风专项整治活动工作总结

最近一个阶段，我院以江苏省卫生计生委行风电视电话会议精神为指导，紧紧围绕医疗机构巡查、医疗行风建设"九不准"及吴中区医疗卫生行风重点问题专项整治等方面的工作要求，通过不断加强医疗行风建设，改进工作作风，做到流程可控、过程可查、实时监督、全程留痕、制度防腐、廉洁行医等，进一步完善行风建设长效机制，提高服务质量和服务水平，并从源头上筑牢防腐堤坝。下面我把我院近期开展的一些主要工作简要汇报一下。

落实江苏省纪委专责监督意见情况

加强组织领导，层层落实责任，形成行风建设的持久高压态势

我院紧紧围绕党风廉政建设和反腐败工作要点，成立了关于落实全面从严治党主体责任监督意见整改方案工作领导小组，制定了《关于落实全面从严治党主体责任监督意见整改方案》，切实加强党风廉政建设，明确责任，明确内容，明确时间，扎实筑牢思想防线。

院党委和班子成员加强对"党政同责、一岗双责"的认识，将专项整治活动的开展在院周会上予以动员部署，并在科主任例会上不断强调，切实加强廉政教育和法纪教育，要求所有科室认真做好传达，做到人人知晓，及时传导责任压力，形成上下一致、齐抓共管的工作格局。

院党委定期召开专项工作会议，将广大党员干部紧紧凝聚在党旗下，将党风廉政建设落实在日常工作中。定期将医院党建工作情况和履行党风廉政建设主体责任情况上报至吴中区卫生计生局。

✛ 全面深入开展学习教育活动

院党委进一步强化思想认识，让全体医务人员认清党风廉政建设和反腐败斗争的新任务、新要求，切实增强责任感、紧迫感和危机感；让医务人员明确"九不准"是红线、法律法规和党纪条规是底线，加强廉政风险教育；于 8 月 6—10 日连续 5 天在医院 24 楼大会议室循环播放警示教育片《隐形的翅膀》，对全体医务人员进行警示教育。

我院结合党风廉政教育，开展多种形式的医院文化活动。根据"人文医院建设年"的要求，我院在 7 月组织开展了首届人文病历征集赛，鼓励广大医务人员踊跃参加，共收到 100 多篇参赛的人文病历。在这些与临床病历平行的人文病历中，医务人员用自己的语言来见证、书写患者的疾苦，通过对患者疾苦的理解和对自我诊疗行为的反思，提升了人文情怀，增强了共情能力和沟通能力，为医院人文软实力的建设提供了有力支撑。

✛ 全面深入开展风险大排查活动

院党委进一步完善落实全面从严治党主体责任年度任务清单。党委成员按照各自的分工认真制定了个人的任务清单。院党委书记切实履行"第一责任人"的责任，督促清单任务的落实。

按照一岗双责的要求，各分管领导对所分管的职能部门针对药品、医用耗材、设备器械、检验检测试剂集中采购及行风建设中存在的廉政风险进行岗位廉政风险大排查，确定廉政风险点，并提出防控措施及完善相关制度建设，督促责任落实到位、问题整改到位、工作开展到位。

院党委全面履行廉政谈话机制，落实约谈制度。院党委成员经常与中层干部进行廉政谈话，年内与 7 位新上任中层干部进行了任职前廉政谈话，与 2 位科室主任进行了提醒谈话，明确红线，划出底线，增强其法制意识。

✛ 全面深入开展机制建设活动

我院强化监督责任，从严完善廉政风险防控机制，深化源头治理防控，扎紧扎牢"制度笼子"，不断增强制度约束力。健全并完善医院药品、耗材、试剂及大型设备采购组织管理体系，认真把好采购准入关。

我院完善药品、高值医用耗材集中采购机制。采购中心严格遵照采购工作机制，确保采购流程合规、合法；建立价格动态谈判机制，对采购量大、采购金额高的高值医用耗材，最大限度挤压价格空间，保持采购价格处于低位水平。2018年1—6月我院药品采购金额为7700万元，医用耗材采购金额为3334万元，检验试剂采购金额为1219万元。

我院健全医药购销领域商业贿赂不良记录制度。与医药及耗材供应商签订廉政合同，要求对方承诺在医药购销环节严格遵守卫健系统相关廉政要求。对发生不良记录的医药生产经营企业的产品及代理人销售的产品，给予停止采购使用的处理。

我院建立药品耗材使用超常预警机制。医务科开展抗菌药物、辅助治疗药物、营养性药物、高值医用耗材临床使用监测和超常预警，对异动的药品、高值医用耗材等及时实行"熔断"或停用。

我院加大对重点科室、重点人员、重点环节的监管，加强考核机制，每月汇总分析各科药占比、耗占比、合理用药等情况，并纳入月度绩效考核范围及医院监察室督查范围。

我院进一步加大监督力度，通过满意度调查、出院回访、来信来访等调查手段，及时发现问题所在，并整改处理到位。

我院扎实推进政务公开、院务公开和办事公开，将政务信息和医疗服务信息及时向外公开，提高公众知晓率，主动接受服务对象和社会群众的监督。

进一步解放思想，激励新时代新担当、新作为

6月22日下午，院党委召开第三次医院党委工作会议，组织学习了《关于进一步激励广大干部新时代新担当新作为的意见》和《关于开展解放思想大讨论活动的实施方案》的文件精神。每个党员自觉联系个人思想实际，查找在理想信念上的差距和不足。全体党员一致认为，践行新时代新思想必须大力解放思想，坚决以习近平新时代中国特色社会主义思想为指导，荡涤清除与这一重要思想不相适应的地方，特别要深刻理解新发展理念，真正在解放思想中统一思想，在升华认识中提高

站位。

品牌服务年活动开展情况

✚ 加强人文关怀制度建设

我院在大力发展医疗技术、提升诊疗水平的同时，注重医学人文建设。通过以加强关爱患者身心、保障患者权益、改善患者就医和医务人员行医感受为核心的医院人文关怀制度建设，增强医务人员的责任感和获得感，推动医疗卫生工作回归尊重生命，回归人文，回归公益的职业精神本源。

✚ 建设医学人文医联体

我院与南京医科大学人文社会科学学院在医学人文方面进行共建。聘请南京医科大学人文社会科学学院王锦帆书记为特别顾问，指导我院的医学人文建设研究和实践工作。我院作为南京医科大学医患沟通研究基地，承担医患沟通相关的科研课题，同时在实际医疗工作中积极推行临床思维与就医思维融合的 GLTC 医患沟通模式，使得人性化的医患沟通变得更加顺畅。

✚ 建设人文关怀示范病区

我院与台湾慈济医院合作共建，通过基线评估、确定方案、人文讲座、精细化管理、流程再建、成效评估等程序，在全院开展"慈济人文"培训项目；在院人文医院建设委员会下设吴中人民医院"慈济人文"培训项目推进委员会；将肿瘤科和产科建为院内的两个人文关怀示范病区，推出一系列人文关怀举措，现已取得了一定的成果。

医院专科建设

我院坚持一手抓学科建设、一手抓文化建设的办院方针，始终将学科建设放在医院建设发展的重要位置上。通过这几年的努力，各二级专科已基本设置到位，重点专科建设也取得了很好的成效。目前，麻醉科、ICU、泌尿外科、甲乳外科等正按照苏州市重点专科的要求在建设发展。胸外科肺结节 MDT 诊疗模式也取得了很好的成效。市级重点专科群的创建有效带动了我院其他专科的发展。

　　吴中人民医院通过落实廉政建设责任制和监管制度，既实现了医院党风廉政建设和行风建设的规范化、制度化，为广大党员树立了拒腐防变、廉洁行医的高压线，也进一步强化了全体医务人员拒腐防变和抵御风险的意识，从而从源头上有效预防和遏制了腐败现象的滋生。

（2018 年 9 月）

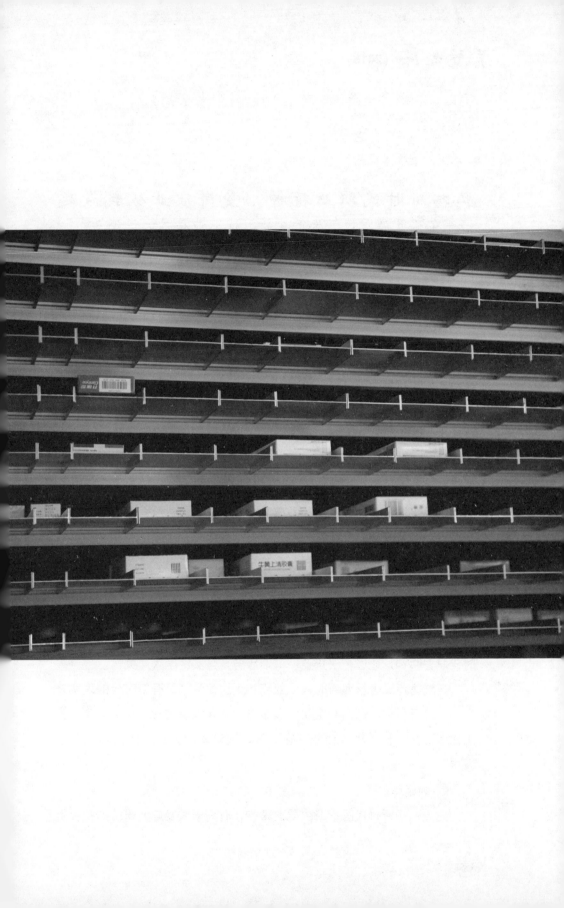

弘扬新时代职业精神，爱岗敬业从我做起
——在"开展医疗卫生行业新时代职业精神大讨论活动" 启动会上的讲话

近日，江苏省卫生计生委下发了《开展医疗卫生行业新时代职业精神大讨论活动实施方案》，要求各医疗单位结合解放思想大讨论活动，围绕新时代医疗卫生职业精神深刻的科学内涵，弘扬新时代医疗卫生职业精神，在构建和谐医患关系中、在廉洁行医中对实现医改目标、调动医疗卫生工作者的积极性等方面开展大讨论。刚才，院党委副书记吴桢传达了江苏省卫生计生委的文件精神，各位分院院长结合各自分管的工作做了动员讲话和工作布置，五位科主任、职能部门负责人结合自己的岗位做了表态性发言，表达了树立新时代职业精神、爱岗敬业、廉洁行医、争做人民群众健康卫士的心愿，特别是徐云主任结合自己的工作实际，为我们诠释了新时代医疗卫生职业精神的丰富内涵。

前面各位院领导在工作布置中都要求大家围绕习近平总书记在全国卫生与健康大会上提出的敬佑生命、救死扶伤、甘于奉献、大爱无疆的新时代医疗卫生职业精神，结合解放思想大讨论活动，认真开展研讨，将新时代医疗卫生职业精神内化于心、外化于行，弘扬医疗卫生行业新时代职业精神，通过依法执业、诚信服务，落实医学人文关怀。

开展医疗卫生行业新时代职业精神大讨论活动具有新时代的现实意义。全院各科室、部门一定要积极参与，坚定理想信念，树立医疗卫生工作者良好的行业精神面貌。在这里，我对本次大讨论活动再提几点要求：

✣ 加强组织领导

充分弘扬新时代医疗卫生职业精神，有利于激发广大职工的社会责

任感和使命感。我们一定要增强认识，精心策划，周密安排，建立工作责任制，明确职责和人员，积极推进大讨论活动的开展。

✚ 紧密结合实际

我们要把新时代医疗卫生职业精神大讨论活动同深化医药卫生体制改革、进一步改善医疗服务行动计划、建设人文医院等结合起来，做到目标同向、工作同步、整体推进；要把理想信念和思想道德表现在具体岗位上，争当服务患者的先进典型，以实践医疗卫生职业精神的实际行动服务好人民群众。

✚ 营造浓厚氛围

我们要广泛宣传动员，运用传统媒体和新媒体相融合的方式，做好大讨论活动期间的氛围营造和宣传引导工作；要大力宣传开展医疗卫生职业精神大讨论的重要意义，宣传大讨论活动的进展和成效，围绕大讨论活动的主题，紧扣医疗卫生健康事业实际开展形式多样的理论研讨活动；要注重正面引导，宣传在服务患者的过程中涌现出来的先进典型，扩大新时代医疗卫生职业精神大讨论活动的影响，进一步树立医院的良好形象。

✚ 树立正确的世界观、人生观和价值观

我们要树立正确的世界观、人生观、价值观，自觉加强医德医风建设，树立医务工作者救死扶伤、解危济困的良好形象，构建和谐的医患关系，更加主动地投身于医药卫生体制改革之中，推动医院医疗卫生事业的高质量发展。

✚ 加强自身管理

我们要严格组织纪律，大力弘扬医学人文精神，勤奋工作，无私奉献，自觉抵制医疗行业的不正之风，远离红包、回扣、提成，把"三合理"落到实处，用实际行动捍卫医者的尊严。

✚ 做好本职工作

我们要深刻领会新时代医疗卫生职业精神的科学内涵，不忘初心，牢记使命，从各自的工作岗位去认识自己并做好本职工作，用诚心、细

心、责任心去换取患者的安心、舒心与放心，真正做到"有时去治愈，常常去帮助，总是去安慰"，让吴医充满人性的温度，为患者的健康保驾护航。

今天的启动会结束后，各科室要立即行动起来，以本次新时代医疗卫生职业精神大讨论为契机，使全科成员形成共同的理想信念和道德风尚，把新时代医疗卫生职业精神融入工作的各个环节之中，更好地为广大人民群众服务，在更高的层面上实现医务工作者的人生价值。

（2018 年 9 月）

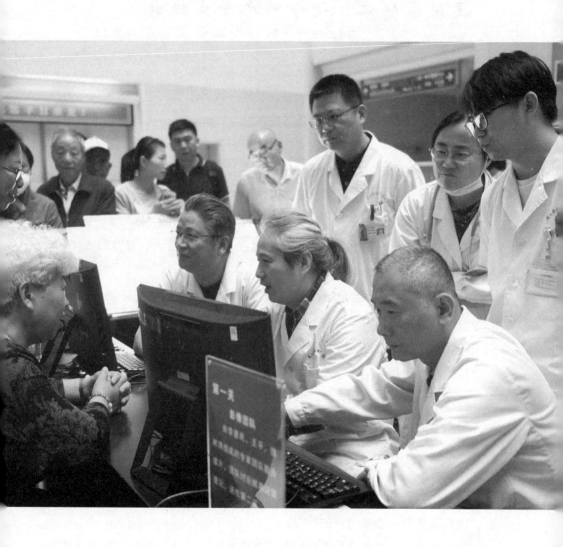

建设医联体，使学科水平大提升

——在"吴医-南口专科医联体"签约仪式上的发言

今天，我们在这里欢聚一堂，隆重举行苏州市吴中人民医院与南京市口腔医院共建专科医联体的签约仪式。在此，我谨代表吴中人民医院全体职工向莅临本次签约仪式的各位领导和来宾表示热烈的欢迎，向长期以来关心、支持我院建设和发展的各位领导和专家表示衷心的感谢！同时，也预祝吴中人民医院和南京市口腔医院的友谊之花从此能够开得更加绚丽多彩！

2013 年吴中人民医院新综合大楼投入使用至今，已经整整五年了。在这五年中，全体吴医人凝心聚力、克难攻坚，共携手、齐奋进，以"服务必规范，质量是生命"为核心理念，坚持"文化建院，品牌立院，科技兴院，人才强院"的办院方针，对内加强管理，对外实行广泛的合作交流。通过全院职工的共同努力，我院各项工作均取得了显著的成效。目前我院拥有苏州市最好的皮肤科、第二大规模的产科以及苏城三大儿科之一，消化内科、超声科、妇科、胸外科、甲乳外科等专科也颇有建树。我院正发生着可喜的变化，迈上了新的发展征程。

然而，我院目前也存在着专科技术的短板，而寻求在技术上可以给予指导的合作伙伴，特别是和上级医院在人才及医疗资源等领域的医联体合作，则是推动我院快速发展，从而为广大人民群众提供优质高效的医疗服务的一条非常好的途径。

今天，我院与南京市口腔医院共建专科医联体，标志着两家医院的合作已经步入了实质性的阶段。南京市口腔医院创建至今已有 70 多年的悠久历史，是一家集医疗、教学、科研、预防为一体的大型三甲口腔专科医院，不仅在省内名声卓著，而且在全国三级口腔医院中也位居前列。南京市口腔医院已经拥有 2 个国家级临床重点专科、5 个江苏省重点学科和一大批专家，技术实力雄厚，人才荟萃。

今天两家医院建成专科医联体，必将为我院口腔专科进一步提升医疗技术水平提供强有力的保障，为我院的继续发展注入新的活力。

在南京市口腔医院的帮助和指导下，我院口腔科将站在更高的起点上，进一步提高医疗质量和技术水平，让更多的患者成为现代医学科技的受益者，为保障人民群众的健康做出更大的贡献。

（2018 年 9 月）

与激发人体自然力相违背的过度医疗存在原因探究

——对当前某些不良医疗行为的思考

中医讲究"三分治、七分养",其背后的含义即在患者康复的过程中,医生和药物所起的作用是有限的,机体恢复最主要的因素是个体自愈力的唤醒。全局观与天道合一是千百年来中医追求的至高境界。

目前国内许多医疗机构都存在着不同程度的与激发人体自然力相违背的过度医疗现象。什么是过度医疗?度又该如何界定?过度医疗的深层次原因是什么?有句话说"存在即合理",那么过度医疗真的是合理并可被接受的吗?

如何解读过度医疗

过度医疗通常是指在医疗过程中所采用的诊断及治疗措施超出了治疗疾病本身的需要,造成医疗费用和资源的浪费,甚至不利于患者个人机体康复。

如果用医学的术语来准确地概括,过度医疗就是指医疗机构的医务人员违背临床医学规范及伦理准则,不能真正为患者提高诊治价值,只是徒增医疗资源消耗的诊疗行为。简单地说,过度医疗就是指超过疾病本身需要的诊断及治疗行为,包括过度检查、过度治疗(包含药物治疗及手术治疗)、过度护理。在治疗过程中,不恰当、不规范甚至不道德,脱离患者病情实际而进行的检查、治疗等医疗行为都属于过度医疗的范畴。

过度医疗不是诊治病情所需,起码不是诊治病情完全所需。过度医疗是与道德相违背的,是法律以及相关制度所禁止的。因此,过度医疗根本就没有合理性。

过度医疗的表现

一般来说，判定是否过度医疗的基本准则是：对患者的治疗在总体上是趋好还是有害的，治疗是否能够产生有效的预防作用，治疗是否对患者的痛苦有减轻作用，治疗对患者的生命是否有积极的意义。

与此同时，判定是否过度医疗还可以根据其他内容，比如：①患者的经济能力。如果患者承受有困难，那么效果好但医疗费用高昂的治疗手段不一定就是适宜的。② 患者及其家属的心理承受能力。某些有侵入性或创伤性大的检查治疗手段，并非都能被接受。③ 如果对疾病与死亡有正确认知的患者实行某些不被其接受的方案，就可能会被划为过度医疗。除此之外，采用的诊疗手段超出患者治疗的需求，违反疾病规律和特点而直接采用非"金标准"的治疗手段、无法预知的营养积极治疗等，也很有可能被贴上"过度医疗"的标签。

界定医疗行为是否过度，要因人、因时、因地而定

对过度医疗下定义比较容易，但在现实中对医疗行为是否过度进行准确判定相对困难。这完全是由差异性决定的。

临床医学非常复杂。不仅每个患者的健康状况、疾病认知和经济能力千差万别，而且同一疾病在不同个体、不同年龄、不同区域会有不同的表现，不同医疗机构、不同医务人员个体、同一医务人员个体在不同的能力阶段对同一病例也会有不同的解读和应对方法。由于这些差异性的存在，我们需要用不同的标准去判别医疗行为是否过度。

很多临床病例的外在表现都比较相似，医生需要利用各种信息来判别。不同的医生采用的检查方法和顺序也许各不相同。这完全取决于医生自己的临床经验和治疗水平。所以，对过度医疗的考评很难有一个具体的量化指标。

此外，在不同的经济环境下，医疗行为的跨度更大。每个个体都有其社会属性，生命的价值是与个体的社会属性紧密相关的。如果我们无

视社会属性的差异，就会误读过度医疗。

过度医疗存在的原因

过度医疗的存在与医疗行为背后的经济运行模式是密不可分的。

公立医院的经济运行模式是过度医疗现象产生的最大的问题根源。国家对公立医院实行严格的价格管制，并对大部分服务价格进行低估。医院的营收模式决定了它必须要从其服务对象身上获取生存、运行及发展的资金。如果医疗行为是基于唤醒自然力来达到治愈的目的，由于价格管制，公立医院不但不能通过医疗服务收费实现自我运转，还可能入不敷出，那么，在政府医疗投入严重不足的情况下，医院的资金流转就会出现非常大的问题。所以，从一定程度上讲，无论是以往以药养医还是现在以高值设备检查养医，都是医院管理者无奈的选择。

我们还要关注的是以药养医的制度。它是在特殊时代产生的特殊政策，为医疗卫生行业的发展立下了汗马功劳。但随着时代发展，其弊端也逐渐凸显并广为诟病，因此近年来以药养医的制度被陆续废除。药品加成被取消，但后续的配套制度未及时跟进，补偿机制不到位，导致医院不得不依靠增加检查等途径填补出现的亏空。从这一点来讲，补偿机制的缺陷也是在制度革新过程中过度医疗依旧存在的重要原因。

由于保障体系的原因，患者就诊仍需要支付一定的费用。尤其是对一些需要大额支出的治疗，患者及其家属往往会对支出与治疗结果进行潜在的比较。一旦最终效果与预期出现较大偏离，患者及其家属往往就会提出相关的维权要求。我国的法律规定了医生在司法鉴定过程中的举证责任倒置制度，能够证明医疗行为的相关信息可作为证据被采纳。因此，在医疗过程中，医生会让患者做一些"自卫性"或"防御性"的检查项目，或给患者开一些方方面面都能顾及的药物。这些也是引发过度医疗的很重要的因素。

唯技术论同样会引发过度医疗。现代医学已经发展成一个高度分化的专业领域。医学宗旨被很多医生当成了软性指标，而创造效益成了硬性指标。同其他科学一样，医学的进步是一把"双刃剑"。机器人手术、新药物、移植、基因治疗等的应用给患者带来了新的希望，但随之而来的过度医疗灾难也一直困扰着人们。

过度医疗是一个社会性的问题，使得医学离人文关怀的初衷越来越远，离医学宗旨也越来越远。目前，科学的医保付费机制正在推行。按病种付费、按人头付费、总额预付等制度的实施在一定程度上能够缓解过度用药和过度检查现象。但是，要从根本上解决过度医疗问题，就要加大医德医风建设、法制建设和医院财务运行机制改革等的力度，规范医疗行为。

（2018 年 10 月）

建好伤口治疗中心，解除患者身心痛苦
——在"苏州市吴中人民医院伤口治疗中心"成立揭牌仪式上的讲话

今天，我们在这里隆重举行"苏州市吴中人民医院伤口治疗中心"成立揭牌仪式。首先我要衷心地感谢朱瑞良副局长和谢君院长莅临今天的揭牌仪式现场，同时，对我院伤口治疗中心的成立表示衷心的祝贺！

大家知道，近年来随着人口老龄化的加快和外科手术的增多，各种慢性难治性伤口也逐年增多，主要有静脉性溃疡、动脉性溃疡、糖尿病性溃疡、创伤性溃疡、压力性溃疡等慢性创面。形成慢性伤口的原因复杂，有术后感染、褥疮、静脉功能不全、周围血管性疾病、全身性疾病、外伤疤痕和感染等，而影响伤口愈合的因素更加复杂多样，既有全身性因素，也有局部因素。慢性疾病、血管问题、糖尿病、神经病变、营养不良、高龄、压力、感染、水肿等均可阻碍伤口愈合。通常这些慢性伤口的治疗方法主要是门诊清创换药，缺乏系统性和连贯性，治疗效果不佳，使很多患者带着窦道生存，甚至面临截肢的风险，给他们带来了极大的痛苦。

吴中人民医院骨科的同人们坚持以患者为中心的服务理念，专注于慢性难治性伤口的治疗和研究，迎难而上，不断总结经验，大胆进行科研创新。针对慢性难治性伤口的迁延性和复杂性，以青年才俊翟延荣医生为代表的一帮年轻医务人员，在孙春华主任等前辈专家的带领下，凝心聚力，克难攻坚，经过不断的研究和改进，终于发明了"防堵负压冲洗引流管"（俗称"毛毛虫"），并申请了国家专利。经过自行设计、3D 打印模具、硅胶成形，"毛毛虫"被成功应用于临床。目前，我院用"毛毛虫"综合疗法已经成功治愈了 50 多例慢性难治性伤口，使患者摆脱了痛苦，迎来了崭新的生活。"毛毛虫"综合疗法得到了三级综合性医院专家的认可和好评。《苏州日报》、《姑苏晚报》、各大网站等都对"毛毛虫"综合疗法治疗慢性难治性伤口获得良好的疗效进行了报道，在社会上引起了很大的反响。许多患者慕名而来，造成了一床难求的局面。

为了更好地为广大慢性伤口患者服务，使他们能够早日摆脱病痛，我院根据目前的医疗现状，结合骨科的特色，决定成立"苏州市吴中人民医院伤口治疗中心"。伤口治疗中心的成立不仅标志着我院创面治疗的系统化、规范化进程迈上了一个新的台阶，也意味着今后患者的各种创面将得到更加精准、科学、专业、系统的治疗，更多的慢性难治性伤口患者将因此而获益。同时，骨科同人们将根据患者病情的轻重缓急，采用医护一体化的三级阶梯式伤口治疗模式，开展相关的临床与科学研究，实现从临床到实验室，再由实验室到临床的转化，为促进伤口治疗及组织修复领域的转化医学研究做出应有的贡献。

最后，我再次对我院伤口治疗中心的成立表示衷心的祝贺！

（2018 年 10 月）

医学的人文关怀
——培训年轻医务人员的系列讲稿

第一部分 医学人文

✛ 何为医学

医学既是自然科学，又是社会科学，还是人文科学，集科学性、社会性和人文性于一体。人文性是医学的鲜明特色，也是医学的本质属性。

医学是伴随着人类痛苦的最初表达和减轻痛苦的最初愿望（渴望得到人文关怀）而诞生的。

在远古，医学是一束光，引领人类祖先走出了黑暗；在现代，医学是一把火，点燃了社会文明的火炬。

✛ 何为人文

所谓人文，是人类社会的各种先进的文化现象，包括启迪人的智慧、开发人的潜能、调动人的精神、激扬人的意志、规范人的行为、维护人的健康、控制社会稳定、发展社会经济等的各种学问，即"以化成天下"的学问，是人类文明的成果与结晶。

人文标志着人类文明与野蛮的区别，标志着人之所以为人的人性。

✛ 何为人文精神

人文精神是一种普遍的人类自我关怀，表现为对人的精神、价值的尊重，对人类遗留下来的各种精神文化现象的高度珍视，对一种全面发展的理想人格的肯定和塑造。

人文精神的基本内涵包括三个层次：第一个层次是人性，是对人的幸福和尊严的追求；第二个层次是理性，是对真理的追求；第三个层次是超越性，是对生活意义的追求。

✚ 何为医学人文

医学的初心是减轻人类的痛苦。人文性是医学的本质属性，人文精神是医学的核心精神，人文关怀是医学的重要特质，人文价值是医学的终极价值。

医学的知识体系不仅包括自然科学，还包括人文科学。医学不仅是一种技术活动，还是一种人文活动。它尤其注重以下三个方面：一是医学人文精神，表现为以人为本、敬畏生命，尊重人的精神与价值。二是医学人文关怀，表现为面对患者时既要面对"病"，也要面对"人"；既要解除身体的病痛，也要给患者精神、文化和情感上的关爱。三是医学人文价值，表现为守护生命、守护爱、守护人类的精神与文化，体现了医学的真、善、美，是医学的终极价值。

医学人文精神、人文关怀和人文价值使医学人文的内涵变得极为丰满。

✚ 医学人文的优秀传统

在中国古代，医学被认为是最具人文传统的一门学科，被称为"仁术"，医学的目的就是"仁爱救人"，而医生是最富人情味的职业，被誉为"仁爱之士"。

传统医学第一强调敬畏生命，第二强调尊重患者，第三强调平等待人。这些医德伦理思想与人文精神在《黄帝内经》《伤寒论》《千金要方》《万病回春》《医门法律》等传统中医药著作中都有着深刻的体现。

医学人文在我国已经有几千年的历史，并且不断传承与发展，成为祖国医学的强大文化内核。

✚ 院士心目中的医学人文

陈竺院士认为：医学是一门适宜探讨学术与人文结合的学科。医学具备的特征中，第一条就是高度的人文属性，因为医学的服务对象是人。

　　樊代明院士认为：医学不是纯粹的科学，也不是单纯的哲学。医学充满了科学和哲学，还涵盖社会学、人学、艺术、心理学等。

　　吴阶平院士认为：医学现代化的一个必要的标志就是医学活动本身具有对生命终极关怀的精神体现。技术只有在这样的精神境界下才有意义和价值；生命只有在这样的氛围下才具有尊严；医生只有在这样的精神支撑下才区别于兽医。

　　吴孟超院士认为：医本仁术，医学是一门以心灵温暖心灵的科学。医生之于患者应该像子女之于父母，其首要工作不在于把手术做得如何漂亮，而在于向患者传递亲人般的温情。

　　钟南山院士认为：人文精神是医者的品质。医者无论置身于怎样的环境都不能放弃爱心、责任心和进取心。医生看的不是病，而是病人。如果医生把病人视为亲人，就会对病人倍加关心，就会想方设法为病人解决难题，就会把一切名利、得失和风险抛在脑后。

　　郎景和院士认为：临床医生要心地善良，开给患者的第一张处方应该是爱。没有人文精神的科技是破坏力，医疗技术尤其如此。

　　韩启德院士认为：医学必须与人文紧密结合才能保持正确的发展方向，真正造福于人类。医学呼唤人文，医学必须回归人文。救死扶伤的医学领域需要人文把关，培养医疗卫生人才的医学教育领域需要人文引领。

第二部分　医学人文关怀

✚ 医学人文关怀

　　医学人文关怀是一种主动关怀服务对象（患者），并在具体的服务过程中体现出来的价值和态度。

　　医学人文精神是在理念层面想到要关心患者，而医学人文关怀是在实践层面做到关心患者。

　　做一个有人文情怀的医者，要有四个"救生圈"：技术魅力、人格魅力、温暖陪伴、灵魂抚慰。

✛ **体现医学人文关怀的四个层面**

体现医学人文关怀的四个层面是患者心理需求（减轻痛苦）层面、临床医疗实践（医患沟通、共同决策）层面、医学伦理（不伤害、有利、尊重、公正）层面和医学学科（科学性、人文性）层面。

医学人文关怀是医学的一个重要特质，在医疗过程中无处不在，能够体现医学人性的温度，有利于构建和谐的医患关系。

当医学人文关怀真正落地后，我们会惊喜地发现，医学不但变得有温度了，而且变得豁然开朗了。

✛ **WTO 对健康的重新定义**

WTO 认为：健康是身体上、精神上和社会适应上的完好状态。根据新的健康定义，"没有病就是健康"这句话是完全不正确的。

医疗要维护健康，就不能仅仅针对病（身体），更要针对人（心理、社会），要把患者看成一个完整的人而非"单纯的生物体"。医生在医疗过程中，除了为患者提供医疗技术服务之外，还要提供精神与情感的关怀。

✛ **图姆斯《病患的意义》**

图姆斯在《病患的意义》一书中说："医生，你是在观察，而我在体验。你观察的是疾病，我体验的是痛苦。疾病和痛苦不是一回事。你观察的重心是疾病，而不是人。"

书里的这段话深深地触动了我。医学的初心是减轻痛苦。我们测量痛苦，但是我们是否考虑过痛苦应该如何测量？不了解患者痛苦的医学是冰冷的，常常会增加患者的痛苦，从根本上违背了医学的初衷。

✛ **生物医学模式**

随着科技的发展，医疗技术也有了快速发展，特别是在沃森和克里克在 1953 年发现了 DNA 双螺旋结构后，人类就此开启了分子生物学时代，认识和治疗疾病变得越来越科学了。

这种科学的医学观把人看成了单一的生物体，从解剖、生理、病理、生化等上去探讨疾病的发病原因、发病机理、预防和治疗方法，将生物学指标作为认识疾病的终极标准，由此衍生出一种医学模式——生物医学模式。

生物医学模式以生物科学来指导临床实践，从分析还原论角度认为化学和物理学变化可以解释复杂的生物学现象，用心身二元论将精神与身体互相割裂开来，认为疾病完全可以用偏离正常的、可测量的生物学变量来说明。于是，医学的人文属性被弱化了，医学开始在生物医学模式下寻求其自身纯自然科学性的发展。

✚ 生物医学模式的弊端

人不仅具有生物性，还具有社会性。人不单纯是内脏器官、组织的总和，生命也不能简单地还原成一堆有机或无机分子。人生活在特定的社会环境中，具有任何自然物体和其他动物群体所不具备的智慧和理性，个性、情感、文化、习俗、地理、气候等众多因素都会对人体健康产生影响。

但是，在生物医学模式下，医生撇开了心理、社会、环境等因素，简单地从人的生物学特性上进行思考，试图在器官、细胞或生物大分子上寻找解剖形态上、生物化学上的变化，从而确定疾病诊疗的技术路径。

在医生集中精力关注医技检查结果、各种数据和图像的时候，患者更多地是从情感与社会角度去认知自己的疾病，其所关注的内容与医生所关注的完全不一样。疾病可能使患者的生活习惯、心理状态、日常工作、人际关系、社会角色等被彻底打乱，而患者对这些方面的关注常常胜过对疾病本身的关注。然而，一些在患者看来十分重要的问题却遭到了医生的忽视，医患之间由此出现分歧，并引发医疗实践中的一系列问题。

生物医学虽然为人类健康做出了重大的贡献，但它使医生过度相信技术、依赖设备，出现了图姆斯所说的只见"病"不见"人"、只见治疗不见照护的现象，不能洞察患者生理症状背后的心灵层面的痛苦，只考虑维持患者的躯体功能，从而导致医学远离人文，医患关系变得疏远、紧张。显而易见，生物医学已经不能适应新时代的要求了。

有一句外国谚语说得好："永远别让你的技巧胜过你的品德。"这是对当下生物医学模式下的唯技术论的一种警告。医生不能只有一颗"技术心"，而没有"人文心"。医生缺失了"人文心"，就会缺失对患者的人文关怀，具体表现就是重"病"轻"人"、重"体"轻"心"、重"利"轻"义"、重"亲"轻"疏"。这是极其可怕的现象，完全背离了医学的初心。

其实，早在 100 多年前，现代临床医学之父威廉·奥斯勒就预见了医学实践的弊端在于：历史洞察的贫乏，科学与人文的断裂，技术与人道的疏离。

✚ 生物-心理-社会医学模式

1977 年，美国纽约州罗彻斯特大学医学院精神病学和内科学教授恩格尔在《需要新的医学模式：对生物医学的挑战》一文中批评了生物医学模式的局限性，提出了生物-心理-社会医学模式。转眼间，40 多年过去了，但由于医学的人文属性没有被重视，医学模式的转变依然没有实现。

要实现医学模式的转变，必须让医学回归初心，让医学人文关怀落地。这是实现医学模式转变的必要条件。没有医学人文关怀的支撑，医学模式的转变是不可能实现的。

落实医学人文关怀，就要做到"以患者为中心"。医者要提升自己的人文素养，加强主动服务的意识，更新从疾病诊疗到健康促进的理念，对患者进行全程呵护，在每一个诊疗环节都要做到：

① 以人为本，敬畏生命，维护、保护好患者的利益，追求患者利益的最大化。

② 要树立"治疗即关怀"的人文医疗理念，将生理和心理健康作为诊疗标志，把细致入微的人文关怀作为治疗手段的一部分，更多地体现对患者的关爱。

③ 在"治疗即关怀"的人文医疗理念的基础上，推行与其相适应的医学人文关怀，包括沟通、帮助、尊重、教育。

医生一只手握着科学精神，另一只手握着人文精神，展示的不仅仅是技术的魅力，还有人格的魅力、温暖的陪伴和灵魂的抚慰。

✚ 古代医家的人文情怀

中医学植根于中国传统文化，蕴含深厚的人文精神。其显著特点是强调以人为本、仁者爱人的道德观，其鲜明标志就是贯穿始终的人文精神。中国古代医家淡泊名利、治学精勤、医风严谨，体现出高度的责任意识；不分贵贱、不畏艰苦、诚信不欺，体现出优秀的道德品格；孝敬父母、友爱兄弟、谦和恭谨，体现出儒雅的礼仪风貌。这是优秀的中华传统文化熏陶感染而成的人文精神。

事实上，我国古代众多医术高明的医家无不心系黎民、志存高远、以医济世、德艺双馨。他们谨慎认真，仁恕博爱，不为名利，不计得失，始终将患者的利益放在第一位。医学前辈的高超医术和高尚医德，正是医学本质的人格化表征。

① 神农尝百草。

上古的时候，由于没有医药，人们得了病后，只能绝望地等死。神农作为部落首领（炎帝），看到自己不能拯救得病的族人，心中非常痛苦。他下决心要为大家寻找能够治病的药物。于是，神农背着篓子，翻山越岭、跋山涉水去寻找药物。他通过嘴嚼来判断各种草木是否有毒、是否能食用、是否可以入药。他曾经一日中毒 70 次，差点丢了自己的性命。但是为了找到能够治病救人的药物，他依然一心寻药，最后不幸中了断肠草的剧毒而牺牲了自己。

神农对人类的这种爱，为了人类健康甘愿牺牲自己的这种精神，闪耀出熠熠的人文光芒。他是中华民族伟大的人文先驱。

② 杏林春暖。

三国时期，董奉曾经长期隐居在江西庐山南麓，热忱为山民诊病疗疾。他给人看病的时候从来都不收费用，每治好一个重病患者，就让病家在山坡上种 5 棵杏树；每治好一个轻病患者，就让病家在山坡上种 1 棵杏树。由于董奉医术精湛、医德高尚，几年之后，山坡上的杏树就多达 10 万棵。杏子成熟以后，董奉又将杏子变卖，换成粮食去救济灾民，一年散发出去的粮食多达 2 万多担。后来，人们修建了杏坛以纪念董奉。现在人们常常用"杏林春暖""誉满杏林"这类的话语来赞美像董奉一样具有高尚医德医风的苍生大医。

③ 医者父母心。

东汉名医华佗淡泊名利、不畏权贵，心中装着黎民百姓，行医各地，颇受百姓爱戴。为减轻患者的痛苦，他勇于创新，发明了麻沸散。为增强人们的健身意识，他发明了五禽戏。华佗多次谢绝朝廷给他封官，坚持在民间行医。曹操非常赏识他的医学才华，强行将他征召去许昌，专门为朝廷官员看病。这个做法违背了华佗济世救民的初衷。于是，他想方设法找借口离开许昌，继续在民间为老百姓看病。当曹操知道他是借故离开时，心中大为恼怒，立即派人将华佗抓来投入牢狱，最后残忍地将他杀害了。华佗不愿意在朝廷当官，一心想在民间为老百姓服务，甚至不惜冒犯曹操而借故离开宫廷，最后为此献出了生命。他为什么要这样做？因为他拥有一颗"医者父母心"，无愧于苍生大医的称呼。

④ 大医精诚。

唐代医药学家孙思邈医术高超，被称为"药王"。同时，他医德高尚，全面继承、总结了唐代以前优良的医德传统，写成了《大医精诚》《大医习业》等医德专著，提出了作为一名医生必须具备的行为标准。他认为一个好医生要把患者的疾苦看成自己的疾苦，对患者要有深切的同情心和爱护心，既要有精湛的医术，又要有高尚的品德修养，真正做到德技双馨。他医术精湛、医德崇高，成为后世医家的学习榜样。

⑤ 医道无私。

叶天士是清代的一位苏州名医，是吴门医派的杰出代表。他为了学习医术，四处拜师，10多年间，竟然拜了17位师傅，从不同师门继承了诊疗疾病的各种技法，并将其融会贯通，进一步将温病学派发扬光大。他心中装着患者，一心想着患者，把患者的痛苦当成自己的痛苦，他因这种"医道无私"的情怀深得患者的爱戴。他倡导医者要有利民济世之心，不断提高医德修养和医疗技术水平，更好地为患者服务。

✚ 当代医家的人文情怀

当代医学界同样涌现出了一大批富含人文情怀的大家。他们以造福社会为己任。他们并不是孤立的存在，在他们的身后，是千千万万心系患者、志存高远的优秀医务工作者。

挖掘医学大家在医德医风建设、医疗技术探索、医学知识传承等方面的感人事迹，对于树立当代医务人员的形象，构建和谐的医患关系，具有重大的现实意义。

① 林巧稚：东方圣母的大爱。

20 世纪 50 年代，一批见习医生到协和医院妇产科实习。导师林巧稚要求每人完成 1 例初产妇分娩全过程的观察，并用英文写出完整的产程病案。见习医生们仔细观察了分娩的全过程，并认真做了记录。

林巧稚一份一份看过上交的作业后，只在一个见习医生的作业本上批了"Good"，而其余的作业全部被退回重做。作业被退回的这些见习医生对产程做了更加认真的观察与记录，但林巧稚对结果依旧不满意。于是，这些见习医生找来受到好评的那位同学的作业，发现那位同学的病案记录上只比他们多写了一句话："产妇的额头上冒出了黄豆粒儿大的汗珠。"

没有任何医学知识的人也可以发现那"黄豆粒儿大的汗珠"。如果医生不把患者当作一个有血、有肉、有感情的人来看待，即使医术再高明，也会对此视而不见。在林巧稚眼里，只有拥有爱心，能把患者的痛苦放在心上的医生，才是一名合格的医生。

其实，早在林巧稚还是个中学生的时候，人文精神已经在她的心里萌芽了。

1921 年 7 月，林巧稚从厦门鼓浪屿来到上海报考北京协和医学院。考试进行到一半的时候，场内一位女生突然中暑昏厥。林巧稚见状立即停止答题，跑过去帮助老师将那名女生抬出考场并送到医务室。经过紧急处理，中暑的女生很快就醒了过来。林巧稚也松了一口气。可当她回到教室时，考试已经结束了，而她只答了一半题目。回到家里，她把事情的经过讲给父亲听。父亲并没有责怪她，反而对她大加赞赏，认为她做得对。一个月后，正当林巧稚认真复习，准备明年再考的时候，却意外收到了协和医学院的录取通知书。

② 华益慰：不负生命的嘱托。

曾经，一位河北唐山的农村姑娘小王患了食道静脉曲张，从小就吐血、便血。20岁那年，小王又一次出现消化道大出血，生命垂危。母亲带小王来到北京军区总医院（现陆军总医院），找到了军医华益慰。

华益慰将小王收治住院，并给她实施了手术。由于小王之前已做过两次手术，腹内脏器粘连严重，如果血管一不小心被撕裂，后果不堪设想。这是一台非常艰难的手术。华益慰小心翼翼地手持刀剪，一点一点地剥离，一个线头一个线头地结扎。手术从早晨7：30一直进行到16：30，整整持续了9个小时。考虑到小王家经济非常困难，华益慰没有使用轻松省力、须花费上万元的缝合器，宁愿自己受累，也要替她们精打细算，用自己的双手一针一线地耐心缝合。当小王出院结账时，住院费用只花了3 000多元。出院之后，小王的病完全好了，之后结婚生子。一家人对华益慰感激不已。

作为一名医生，华益慰有着良好的职业习惯：每天早上总要提前半小时上班，先去病房里转一圈，看望一下患者；每次查房的时候，他都会站在病床前，微笑着与患者交谈，俯下身子为患者做体格检查；在冬天，他总要先搓热双手、在怀里把听诊器焐热后才给患者做检查；给患者做手术时，他都会提前到手术室里等候患者，帮助患者调整体位，让患者在麻醉之前看到他，在心理上得到安抚；手术后，他会和护士一起轻柔地把患者抬上转运车，亲自送患者回病房；无论从哪里出差回来，无论多晚，他总是先到医院去看望病房里的患者。

这就是华益慰，像蜡烛一样无私地燃烧自己，照亮别人。

③ 赵雪芳：百姓心中的好医生。

山西省长治市人民医院妇产科主任赵雪芳，时刻牢记全心全意为人民服务的宗旨，把梦想当信念，把工作当事业，把患者当亲人，在自己平凡的医疗岗位上默默奉献，将毕生追求和一心为民的服务宗旨都融入治病救人的每一个细节之中，赢得了社会的赞扬和百姓的爱戴。

　　她心系患者，志存高远，德术并举，把救死扶伤、解除患者疾苦作为自己一生的追求。她以精湛的医术为无数患者解除了病痛，用高尚的医德展示了白衣天使的时代风采。她意志坚强，一心为民，勤业敬业，无私奉献，在身患多种癌症、身体极度虚弱的情况下，仍忘我工作。她对事业矢志不渝，对患者极尽关爱，没日没夜地忙碌在医疗救治的第一线，全然不顾自己的健康，鞠躬尽瘁。对她来说，能为患者解除病痛，挽救他们的生命，是她人生最大的快乐。

　　赵雪芳在自己的职业生涯中，坚持以患者为中心，没有豪言壮语，只有默默无闻。她的所作所为正是对医师职业精神最好的诠释。1994年，赵雪芳被授予"白求恩奖章"；1997年，被授予"全国优秀共产党员"称号。1998年5月31日，赵雪芳罹患三种癌症不幸去世。媒体对她的感人事迹再次进行了报道。她的品德，她的精神，她的大爱，又一次震撼了我们的心灵。

　　④ 郭春园：患者利益比天高。

　　郭春园是我国传统正骨四大流派之一"平乐郭氏正骨"的第五代传人。他集家传秘方、正骨医术和几十年骨伤科经验于一身，采用中医方法治疗各种骨科常见病和骨科杂症，造福了无数的患者。他医术精湛，医德高尚，以实际行动向我们诠释了白求恩精神的至深内涵，深受人民群众的爱戴。他还把极其珍贵的家传秘方全都无偿捐献给国家，被国内同行专家赞誉为"中华骨魂"。

　　郭春园从医一生，始终以患者的利益为重，淡泊名利，无欲无求，廉洁行医，一心为民，树立了优秀医务工作者的良好形象。医道，医学道德也。德，医之魂也。郭春园作为一名医术精湛、医德高尚的苍生大医，为我们树立了一面时代的旗帜，为全体医务工作者树立了一个光辉的榜样。

　　⑤ 张孝骞：一生谨慎为患者。

　　北京协和医院消化科主任张孝骞，心系患者，一生谨慎，在60多年的临床工作中，处处为患者考虑，仔细把握住每一个诊疗环节，积累了极为丰富的经验，在临床诊治中显示出极高的技术，拯救了无数患者。他全心全意为患者服务，反复告诫大家："诊治患者时一定要谨小慎微。我们必须要认真对待每一个患者，因为每一个患者都是一个研究的课题，都需要我们用心去为他解除病痛。"这些话是他对"如何做一个好医生"的朴素回答。

张孝骞在诊治患者的过程中，极其谨慎，讲究思想方法，这使他能够解决许多别人难以解决的复杂问题。他敬畏生命，同情患者，善于在患者的床边详细问诊，细致查体，缜密分析，最终得出正确的结论。他对待患者亲切和蔼，特别强调临床实践，认为"不要只做看书的郎中，一定要临近患者的床，和患者在一起"。

⑥ 裘法祖：走进患者的心灵。

回忆在德国的行医生涯时，裘法祖常说有一件事对他的触动非常大。患者是一位中年妇女，术后第 5 天突然死去。尽管解剖尸体后没有发现手术有什么问题，但导师说的"她是 4 个小孩的妈妈"这句话令他极度震撼和刻骨铭心。这件事情影响了他此后 60 多年的作风，让他养成了严谨、负责、无微不至地关心患者的医德风尚。

裘法祖心系人民群众，对待患者始终一视同仁，把患者当成自己的亲人，尽心为他们解除病痛。他对患者极为负责，从不多开一刀，也不少缝一针。在使用医疗器械的时候，也尽量减少对患者的损伤，力争把创伤降到最低，把手术做到最好。他做手术前后一定要亲自清点每一件手术器械、每一块纱布。他的手术台被认为是最安全的。他对患者极有耐心，查房时总是详细地问诊，细致了解患者的饮食、睡眠、心理变化，认真地检查。

作为一位声名显赫的专家，裘法祖每天都有不少手术要做，每天都有许多患者要诊治。但不管多么忙碌，他始终把服务好患者视为头等大事。凡是预约的患者，他都提前到诊室去等待；凡是患者的来信，他每封都要认真地回复；凡是他看过的或是别人请他会诊过的住院患者，他每天都要到患者的床边查看几次；在 90 多岁高龄时，他还下乡进行巡回义诊，为基层缺医少药的群众解除病痛。

③ 许学受：济世活人铸丰碑。

安徽医科大学呼吸科专家许学受，医德高尚，医术精湛，行医半个多世纪，始终坚守医生的职业道德底线，把患者的利益放在第一位。

许学受在治病救人的过程中，心中想的只有患者。在他的心中，患者的生命高于一切。无论遇到什么情况，他都不轻言放弃。一位肺结核加肺囊肿、支气管哮喘的重病患者大量地咳痰。在患者因呼吸道被浓稠的痰液堵塞，濒临窒息死亡的危急时刻，许学受毫不犹豫地一口一口用嘴帮患者把痰液吸出。患者得救了，在场的人也都被深深感动了。许学受明白，对这样的肺结核患者用口吸痰，是以付出自己的健康为代价的。但为了抢救患者，许学受在所不惜。他珍惜生命，善待他人，充分体现了一位大医的仁心。

⑧ 吴阶平：良医的杰出代表。

吴阶平生前是第八、九届全国人民代表大会常务委员会副委员长，九三学社中央委员会主席，中科院院士。

吴阶平长期从事泌尿外科的临床治疗和科研工作，是中国泌尿外科的先驱者之一，在肾结核对侧肾积水和肾上腺髓质增生研究中有独创性见解，1957 年首创用输精管结扎并用精囊灌注术，增强了避孕效果，是我国男性节育技术的奠基人。20 世纪 50 年代，吴阶平首先提出的肾结核对侧肾积水的概念，被国内外公认为"在临床上有极重大的意义"。吴阶平还率先利用回盲肠行膀胱扩大术治疗膀胱挛缩并取得成功。60 年代设计了特殊的导管改进前列腺增生的手术，使手术出血量大为减少，手术时间缩短。这种导管后来被称为"吴氏导管"。1977 年吴阶平提出"肾上腺髓质增生"是一个独立的疾病。1995 年"吴阶平泌尿外科医学基金会"在北京成立。

吴阶平提出了好医生的三个标准：高尚的医德，精湛的医术，服务的艺术。

⑨ 屠呦呦：抗疟路上的追梦人。

2015 年，我国女药学家屠呦呦因为发现用青蒿素治疗疟疾的新疗法，获得了诺贝尔生理学或医学奖。

1971 年，屠呦呦仔细研读了葛洪的《肘后备急方》一书。她从"治寒热诸疟方"的条目中读到了"青蒿一握，以水二升渍，绞取汁，尽服之"，从中得到启发，把将青蒿高温煮沸后提取有效成分的"水煎法"改为"低温提取法"，终于获得了成功。

青蒿素及其衍生物能迅速消灭人体内的疟原虫，对恶性疟疾的治愈率高达 97%。当年为了让青蒿素尽早投入临床使用，屠呦呦毫不犹豫地志愿成为第一批人体实验者，试服新药。她和其他 2 人住进了北京东直门医院，主动当首批人体试验的"小白鼠"。3 人开始服用青蒿素，同时密切观察身体反应。幸运的是，试验未发现疑似的毒副作用。

屠呦呦长期在实验室工作，吸入了大量的有机化学物质，致使她一度患上了中毒性肝炎，导致肝损害。在 1974 年后的一段时间里，她甚至因身体原因而无法工作。但是对此她从来没有抱怨过，而是感觉自己的行为非常值得。

人最宝贵的是健康和生命。为了人类的福祉，屠呦呦在新药研发的道路上全然不顾自己的身体。这是多么崇高的科学献身精神！正是这种精神，使医学取得了一个又一个突破；正是这种精神，体现了医者的人文信仰和医学的人性温暖！

✤ 古今大医身上散发出人文的光辉

看古今大医，我们发现，医学人文关怀体现在他们对待患者的一个个细节之中。在他们的身上，高尚的医德和高超的医术得到了最完美的结合。他们的人生告诉我们，一个医生只有医德与医术并举，才有可能满足广大患者的需要。

很多患者在出院的时候，常常会拉着林巧稚大夫的手，感激地对她说："林大夫，你不仅治好了我的病，还给了我亲人般的爱。"这个"亲人般的爱"，就是我们说的最好的人文关怀。

✚ 医者的快乐

谁是最快乐的人？英国《太阳报》从 8 万多封来信中评出的答案中，排在前 4 位的是：① 经过千辛万苦将肿瘤切除的外科医生；② 完成了作品，叼着烟斗自我欣赏的画家；③ 正在给婴儿洗澡的母亲；

④ 正在用沙子盖房子的孩子。他们在创作作品的过程中，完成了自己对生命价值的肯定，所以他们很快乐。

追求我所要的，享受我所取得的成果，这两个方面是使我们感到快乐的原因。

作为医者，我们不断地追求自己可以给患者带来的身体健康和心灵抚慰，减轻患者的痛苦，并在这个过程中感受到职业的幸福感。这就是医者的快乐。

✚ 医学人文关怀的十大表征

仔细梳理、总结后，我们不难发现，医学人文关怀具有以下十大表征：耐心、专注、语言、神态、情绪、倾听、告知、解释、微笑、共情。

耐心，是医学人文关怀的逻辑基础；专注，是医学人文关怀的基本要求；语言，是医学人文关怀的基本方式；神态，是医学人文关怀的外在表征；情绪，是医学人文关怀的感性形态；倾听，是医学人文关怀的无声关爱；告知，是医学人文关怀的理性沟通；解释，是医学人文关怀的重要内容；微笑，是医学人文关怀的亲和表达；共情，是医学人文关怀的最高境界。

第三部分　医患共情与平行病历

✚ 关于共情

"共情"这个词最早是由德国心理学家西奥多·利普斯于1907年提出的。美国心理学家丹尼尔·巴特森把文献中对共情的定义总结为以下8种：知晓另一个人的内心状态，以相应姿态回应另一个人的姿态，感知他人的感受，把自己投射到他人的境遇中，想象另一个人是如何思考和感觉的，想象处在他人的视角该如何看待问题，看到他人的痛苦感到沮丧，同情正在经受痛苦的人。

共情又称同理心、换位思考，它是指在人际交往的过程中，能够站在对方的立场上设身处地地思考，体会他人的情绪和想法，理解他人的立场和感受。其核心就是主体与客体之间的情感共鸣。

共情并不是天生的一种本能，而是需要我们刻意去学习、去经营的一种情感。医者一定要主动学习并掌握共情这种能力，通过共情走进患者的内心，使得医患双方能够产生心灵的共鸣，从而形成医患共情的局面。

医患共情，让医患之间变得充满人情味；医患共情，让医患之间变得更和谐。

✚ **关于平行病历**

平行病历源自美国内科医生丽塔·卡伦"叙事医学"的新思维。平行病历要求医生或护士通过医患共情走进患者的内心世界，经过深刻反思后书写患者的疾病故事、痛苦体验以及自己的人文观察与反应。

平行病历是饱含个性体验与灵性反思的病历，富含人文情怀。临床标准病历和平行病历的区别在于这是两个不同的世界：

一个是医生、护士的世界，一个是患者的世界。

一个是观察、记录的世界，一个是体验、叙述的世界。

一个是寻找病因与病理指标的客观世界，一个是诉说心理与社会性痛苦经历的主观世界。

第四部分　人文关怀永无止境

✚ **人文属性是医学的本质属性**

人文属性是医学的本质属性，人文精神是医学的基本精神，人文关怀是医学的重要特质，人文价值是医学的终极价值。作为医务人员，我们一定要提升自己的人文素养，培育自己的人文情怀，在医疗实践中落实人文关怀。

世俗的生活可以躲避崇高、远离人文，医学却不可以。人们对医学的热望不允许医学随波逐流，走下圣洁的殿堂。有的职业可以将利润、金钱作为第一动力，医学却不可以。人类生命的价值不允许医学抛弃责任，混迹于喧嚣的市场。

➕ **医学的人文关怀就在你我身边**

希波克拉底说："哪里有医学之爱，哪里就有人类之爱。"

当灾难来临的时候，医务人员总是在第一时间出现在现场。这时，医务人员就是百姓的天使、心灵的支撑、生还的希望。这时候，医务人员传递的是人性的光辉。这时候，医务人员撑起的是希望的明天。

我们今天展示医学人文精神，已经不需要跳入壶中，也不需要去尝百草而日遇七十毒，我们只需要在天凉听诊的时候，先把听诊器放在自己的手心里焐热；我们只需要在查房时轻轻地扶患者躺下，为其盖好被子；我们只需要像对待亲人一样为患者洗头、剪指甲……

医学的人文关怀并非那么空洞，难以把握。医学的人文关怀就在你我身边。

➕ **医学人文关怀体现在用爱心、耐心、责任心去细心地呵护生命**

医院里上演着人间的百剧，有着各种各样的剧本。医务人员不总是有机会演绎妙手回春的故事，而是经常目睹生离死别。医务人员人文关怀能力的缺失必将导致职业冷漠。

医务人员的人文关怀不是抽象的，而是触手可及的、生动的、可感的，体现在用爱心、耐心、责任心去细心地呵护生命。

➕ **人文关怀案例之一**

一位老大爷来到一家医院的内一科，想探访一位患者。内一科的护士非常认真，在询问患者的姓名及疾病后，仔细查阅了患者出入院登记表，然后回答道："大爷，我们科没有这样一位患者。"

这位护士看老大爷年事已高，就对他说："大爷，我们医院有好几个内科，您稍等，我打电话帮您问一下。"几分钟后，她把患者所在的科室告诉了老大爷。

老大爷要探望的患者住在楼上，而医院的电梯都非常拥挤。护士把老大爷送进电梯，并叮嘱电梯工："老人家耳背。到了 6 楼，你扶一下他。"

✚ 人文关怀案例之二

老张是个公务员，兢兢业业工作了大半辈子，始终还是个科员。最近，一个年轻人升为副科长。老张觉得很难过，得了轻微的抑郁症，住进了医院。

一天夜里，老张躺在病床上，越来越想不通。他起身来到窗前，眺望着星空。慢慢地，他的一只脚跨上了窗台。就在这时，一只手拉住了他的胳膊。一个轻柔的声音在他的耳边响起："张伯伯，快回床上睡觉吧，很晚了。"

老张回过头来，看见的是护士小陈的一双美丽的大眼睛。原来，小陈一直关注着老张。

小陈扶老张回到床上，陪他聊了一会儿，直到他静静地睡去。

此后，每天晚上小陈都会来到老张的病床边，和老张聊会儿，等他静静地睡了才离去。

不久，老张出院了。离别时，他拉着小陈的手，动情地说："小陈姑娘，谢谢你。你不但让我的身体得到了康复，解开了我心中的结，还顾及了我的脸面，让我可以体面地回到岗位上。是你的爱心，你的人文关怀，给了我人生的第二个春天，谢谢！"

✚ 医学教育领域需要人文的引领

医学人文不是飘在天上的云彩，也不是映在水中的月亮，更不是镜中花。它是医学不可或缺的组成部分，它展现的是医学的美好，散发出的是医学暖人的温度。

医学教育一定要注重医学人文教育，培养学生的人文精神，强化"以患者为中心"的理念，使学生在完成学业、走上临床工作岗位后，能够成为一个有人文情怀的医务工作者，从而将医学人文关怀落实到服务患者的过程之中，让医学充满人性的温暖！

（2018 年 10 月）

尊重患者，关爱生命，依法执业，诚信服务

——在"医疗卫生法律法规宣传周"启动仪式上的讲话

为进一步提高医疗服务质量，规范医务人员的执业行为，改善医务人员的服务态度，增强患者的就医获得感，保障医疗安全，今天，我院启动了以"尊重患者，关爱生命，依法执业，诚信服务"为主题的"医疗卫生法律法规宣传周"活动。

本次"医疗卫生法律法规宣传周"活动的指导思想明确，就是普及医疗卫生法律法规知识，强化大家的法律意识，使大家在医疗活动中能够遵守医疗卫生管理法律、行政法规、部门规章、诊疗护理规范，真正做到依法执业，诚信服务。

为了保证此次活动能够取得成效，院领导班子全体成员都将走上讲台，亲自为大家解读相关的医疗卫生法律法规，全体中层干部接受院部的普法培训后也将在各自所在的科室开展科内的普法培训，形成院科两级普法网络。

今天，我们在座的全体中层干部务必认清开展"医疗卫生法律法规宣传周"活动的重要性和必要性，从法制、技术、信用、人文四个层面出发，强化依法执业、诚信服务的意识，强化质量管理意识，严格遵守医疗卫生法律法规，加强风险管理，落实"以患者为中心"的服务理念，促进医患和谐。

此次"医疗卫生法律法规宣传周"活动安排了《中华人民共和国执业医师法》《医疗机构管理条例》《麻醉药品和精神药品管理条例》《抗菌药物临床应用管理办法》《中华人民共和国传染病防治法》《苏州市社会基本医疗保险管理办法》《医疗器械监督管理条例》《护士条例》

《医院感染管理办法》《苏州市医师不良执业行为记分管理办法》《江苏省医疗纠纷预防与处理条例》等法律法规学习课程。相关资料由院部统一印制后下发。各科室负责人要带领科室成员，针对医疗管理和服务工作的实际，把握医疗卫生法律法规的学习重点，既全面学习，又突出重点，将法律法规落实在工作中，真正做到知法、懂法、守法，保证人民群众的就医质量和就医安全，切实维护好人民群众的利益。

(2018 年 11 月)

你我同行，为安全护航

——在"医院感染控制宣传周"启动会上的讲话

今天，我们在 18 楼会议室隆重举办以"你我同行，为安全护航"为主题的"医院感染控制宣传周"活动。这是一次十分及时、十分重要的活动。

大家知道，医院感染管理工作关系到医院内感染性疾病和传染病的预防与控制，关系到院内住院患者及其家属、医院工作人员的身体健康和生命安全。因此，预防和控制医院感染是保障医疗质量和安全的一项非常重要的工作。

近年来，医院感染管理工作一直被重点关注，在医疗卫生单位中与医疗安全、护理安全和后勤安全并列成为医院安全管理工作的重中之重。江苏省卫生计生委曾为医院感染管理工作专门召开过全省电视电话会议，国家及省、市卫生行政部门也频繁针对医院感染管理工作开展专项检查。

我院在医院感染管理方面做了大量的工作，曾经在各级层面的检查中频出亮点，取得了不少成绩，但在近年的监督检查中，仍然发现了一些问题：部分医务人员对医院感染管理认识不足、重视不够，忽视了医院感染管理在保障医疗质量、医疗安全方面的重要作用，对医院感染不良事件的危害性认识不足，导致一些基本的感染控制措施落实不到位，手卫生问题突出。为此，我们要认真分析出现这些情况的原因到底是管理不到位、培训不到位，还是某些人在思想上不够重视，在行动上不按要求执行。

从今天开始，我们要利用一周的时间来开展感染控制专题宣传工作，让全院每一位医务人员都清楚地认识到医院感染管理是确保医疗质量、医疗安全的重要手段，都熟悉医院感染管理的基本要求，并且严格落实到工作中。对于在思想上不重视、在行动上不按规定执行的部分科室、部分人员，除了要重点培训以外，感控科还要加大考核力度，不但要从经济上加以考核，必要时也要采取相应的行政措施。

希望大家充分重视本次"医院感染控制宣传周"活动，利用本次宣传周的机会，系统、完整地学习感染控制工作的相关要求，严格执行医院感染管理相关制度，为我院的医疗质量和安全保驾护航。

最后，祝本次宣传周活动取得圆满成功。

（2018 年 11 月）

明规矩，知敬畏，守底线，讲原则

——在传达全国卫生健康行业作风整治视频会精神专题会上的讲话

2018 年 11 月 19 日，全国卫生健康行业作风整治视频会在北京召开，国家卫生健康委员会（简称"国家卫健委"）主任马晓伟出席会议并发表了重要讲话。会议通报了近期查处的全国卫健系统部分典型行风案例，对全行业进行警示，部署了为期 3 个月的卫健行业作风专项整治行动。马晓伟对大家提出了三点建议：一是要提高政治站位，主动担当作为，真正做到在政治上忠诚，时刻牢记公立医院的公益性，切实增强政治定力和行风意识，牢固树立"四个意识"，坚定两个"维护"；二是要强化监督执纪问责，认清当前行风建设严峻的形势，正风肃纪；三是压实工作责任，加强制度建设，加强重点领域、关键环节的整治力度，做到压力传导、责任传递，抓好职责范围内的行风工作。

今天，我们召开专题会议，传达全国卫生健康行业作风整治视频会精神，部署相关工作。大家应该清楚，当前医疗卫生行业医德行风和党风廉政建设的形势依然严峻复杂。接下来我们一定要坚持"管行业必须管行风""谁主管，谁负责"的原则，严格落实"一岗双责"，确保将"九不准"（不准收受回扣，不准收受"红包"，不准违规收费，不准为商业目的统方，不准开单提成，不准将员工个人收入与药品和医学检查收入挂钩，不准违规接受社会捐赠资助，不准参与推销活动和违规发布医疗广告，不准违规私自采购使用医药产品）制度及各项措施落到实处。要吸取近期典型案例的教训，认真阅读院部下发的《以案促廉——卫生计生系统典型案例选编》，严厉打击行业违规违纪行为，建立行风工作长效机制。要认真开展"微腐败"专项行动、"小金库"自查自纠专项行动。院监察室将在党委领导下全力出击，对医德行风、医药购销领域的违规、违纪、违法行为坚决予以查处，绝不手软。

为全面贯彻落实全国卫生健康行业作风整治视频会精神，更好地开展行风整治专项行动，下面我结合吴中人民医院的实际情况提三点要求：第一，我们要提高政治站位，强化责任担当，增强对"党政同责、一岗双责"的认识，强化"管行业就要管行风"的理念，紧紧围绕党风廉政建设和反腐工作要点，对重点环节、重点岗位进行廉政风险大排查，确定廉政风险点，提出防控措施。全体医务人员要认清形势、明确任务，做到明规矩、知敬畏、守底线、讲原则。第二，我们要进一步加强反腐败意识，加强党风、行风廉政建设。每个人都要以案为鉴，以案为警。各科室、部门要认真开展学习教育活动，务必严格落实视频会精神，增强纪律意识，加大宣传力度，坚决遏制不良行为，确保行风整治专项行动的各项要求落地见效。第三，全院职工要以人文医院建设为契机，进一步完善服务流程，落实人文关怀，不断提升医疗水平和服务水平，建设高品质的人文医院。

在这项为期 3 个月的整治活动中，全院上下务必做到"准确迅速"，准确理解卫生健康行业作风整治专项行动的重要性、必要性与紧迫性，迅速贯彻落实会议各项部署要求。各科室、部门要认真梳理自己的工作，针对行风工作中存在的问题，制定整肃整改措施，做到认识到位、传达到位、监督到位、整改到位、追责到位，将行业作风整治专项行动引向深入，营造出风清气正的执业环境。

（2018 年 11 月）

推行模拟人教学，增强护士综合技能

——在"模拟人教学在临床护理实践中的应用探讨"学习班上的讲话

欢迎大家来到吴中人民医院参加由我院护理部举办的苏州市继续教育项目"模拟人教学在临床护理实践中的应用探讨"学习班。此次学习班旨在强化现代临床护理教学理念，探讨行之有效的教学方法，培养高素质的护理人才和护理教育者。

大家知道，随着护理学科的发展、医学模式的转变及患者维权意识的日益增强，人们对护理的要求也越来越高。传统的教学方法缺乏对综合能力和创新能力的培养，已经不能满足现代护理的发展要求。为了培养出既具有扎实的护理基本知识、基本技能又具备评判性思维、分析决策能力的现代型护理人才，我院与苏州卫生职业技术学院合作，把模拟人教学与传统教学有机地结合起来，通过模拟临床真实工作环境和临床真实案例，在提高年轻护士的临床操作水平和专科理论水平的同时，增强年轻护士的评判性思维能力。

此教学方法的应用实践有效地增强了我院年轻护士的临床护理思维能力、病情观察能力、应急应变能力、团结协作能力、组织管理能力和交流沟通能力，提高了年轻护士的人文关怀综合素质，为培养高素质、高水平的护理人才开辟了一条崭新的教学途径。我们相信，模拟人教学在今后的护理教学中必将发挥越来越大的作用，从而推动护理教育事业蓬勃发展。

(2018 年 11 月)

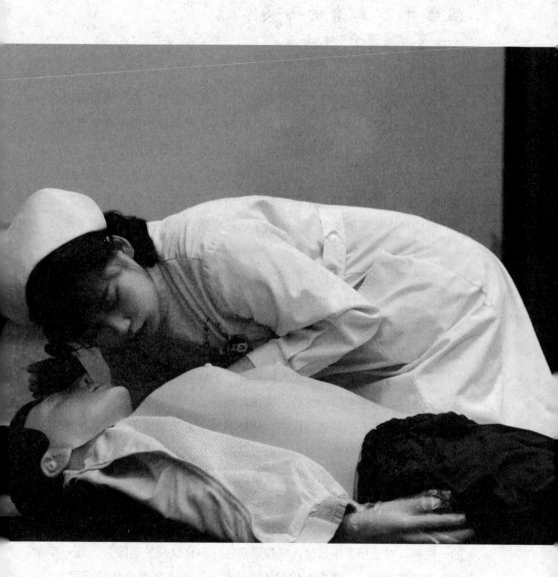

温暖千万患者的心灵
——《沟通源于心》序

苏州市吴中人民医院历来注重医学人文精神培育，在加强学科建设的同时倡导医学回归人文，将人文关怀融入护理过程的每一个环节，使广大患者在吴医这座白色圣殿里能够感受到医学的暖人温度。

我多次在苏州市的报刊上读到吴医护理同人在车站抢救突发危疾的患者的故事。他们或利用休假下乡去帮助贫困的病友，或走进麻风村去慰问那些严重残疾的孤老……阅读了这些报道后，我的心里充满了难以言说的感动。

近年来，随着人文护理的实施，吴医全体护理同人为了与患者进行更加顺畅的沟通，使护患双方能够更有效地表达对护理活动的理解、意愿和要求，更好地缓解患者的身心痛苦，赢得患者更多的信任，特推出了叙事护理，由此引出了源于心灵的护患沟通。

源于心灵的护患沟通，极大地提升了护理同人的叙事护理技巧，培育了护理同人与患者将心比心的情怀，增强了护理同人的共情能力，使护理同人在与患者的沟通过程中，处处展现出医学温情的一面，使患者由此更加真切地感受到了来自吴医天使的人文关怀。

护理部组织相关人员，花费大量时间和精力，从护理同人在推行叙事护理过程中所撰写的百余篇心得、感悟和平行病历里，挑选出 80 篇文章组成这本文集。作为人文护理的一个阶段性总结，这是非常有意义的一件事，对于接下来创建人文护理病区、深化优质护理服务、进一步提升患者满意度，必将起到积极的推动作用。感谢吴医全体护理同人。愿人文护理的理念不断被深化，温暖千万患者的心灵！

（2018 年 11 月）

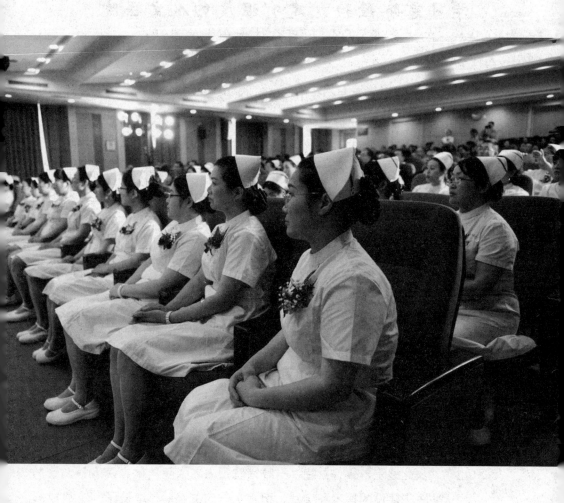

学习慈济经验，建有温度的人文医院
——在"慈济人文"项目总结大会上的讲话

　　各位同人，今天我们集中在医院 18 楼会议室，对"慈济人文"项目做一个主题为"守护生命，大爱无疆"的总结。大家知道，随着社会的进步与发展以及医药卫生体制改革的进一步深入，患者的就医需求发生了改变，从单纯的疾病诊治转向了对人文关怀的期待，医院内部人文建设的要求也越来越强烈。医院从来都不仅仅是治疗疾病的地方。作为医患沟通交流、实施医疗服务的重要场所，医院除了看病外还要关注患者的心理健康和社会适应能力，在减轻患者身体病痛的同时，要减轻患者内心深处的痛苦。医学人文应该成为医院建设的出发点和目的地，成为医院管理的核心要素，成为医务人员身上闪闪发光的亮点。如何顺应新时代的要求，与时俱进地转变医学模式，给患者以"全人"的照护？如何通过加强管理，使医院的服务质量和患者就医满意度都得到有效的提升？这些问题已经十分迫切地摆在了医院管理者的面前，驱使我们去思考、去努力、去实践。

　　吴中人民医院作为一所区域性龙头医院，历来注重文化建设，近年来更是确立了"一手抓学科建设，一手抓文化建设"的发展理念，提出了"文化建院，品牌立院，科教兴院，人才强院"的办院方针，致力人文医院建设的探索和实践，积累了一定的经验，取得了一定的成绩，使医疗质量和服务水平都有了很大的提高，2016 年、2017 年、2018 年连续三年被评为全国"改善医疗服务示范医院"，2017 年、2018 年口腔科连续两年被评为全国"改善医疗服务优质示范岗"。我院出版了《医之魂》《支医日志》《仁心仁术》《沟通源于心》等一系列医学人文著作，在人文书籍创作方面走在了同行的前面，获得了大家的一致好评。

2018 年是我院的"人文医院建设年"。年初，我们确立了"一个主题，两个目标，三个提升"的年度规划，期待通过建设人文医院、实施临床思维与就医思维融通的 GLTC 医患沟通模式、推行叙事医学和叙事护理、倡导医务人员书写人文平行病历、试行医患共同决策，来进一步提升全院职工的人文素养，培育广大医务人员的人文精神，把人文关怀贯穿到我院医疗服务的每一个环节之中，使医学科学的求真求实与人文科学的求善求美有机地结合在一起，实现我院技术、质量、服务、效率的全面提升，推动医疗卫生工作回归尊重生命、回归弘扬人文、回归社会公益的职业精神本源，构建和谐的医患关系。

在上级领导的关心、支持下，我院于今年 3 月启动了"慈济人文"项目。引进"慈济人文"项目，是因为我们了解到，台湾慈济医院 30 多年来在证严上人精神的感召下，本着"守护健康，守护生命，守护爱"的理念，将慈济人文融入全人医疗服务，结合专业医务人员及慈济志工，配备最先进的医疗设备，提供"以患者为中心"的人文医疗，落实社区医疗照护，走出了一条人文医疗的新路子。

慈济医院有着深厚的医院大爱文化，在医务界独树一帜，因此它的建院模式成为台湾各家医院争相效仿的模式。慈济医院在推行人文医疗的过程中，曾与福建和浙江的公立医院合作，帮助这些医院做好医学人文的相关培训与实践，取得了良好的成效，积累了丰富的经验。今年，我们引进"慈济人文"项目，对全体吴医人来说，是一件大事情，必将对医院今后的发展产生巨大的影响。

在此次"慈济人文"项目中，我们安排了丰富多彩的内容，有启动仪式，有对我院全体中层以上干部和部分骨干医务人员进行的医学人文知识培训。培训内容包含 20 多个课程。这些课程围绕"以人为本，敬畏生命，医患共策，全人医疗"展开，由慈济医院拥有丰富医疗护理经验和深厚人文素养的专家、学者授课。在培训期间，我们每一个听课者都受到了生动的医学人文教育。一个个感人的案例深深地触动了我们的心灵，给了我们许多启发，使我们自身的人文修养也得到了很大的提高。

今天下午，苏州慈济门诊部副院长黄智一首先对"慈济医疗人文培训项目"做了总结，回顾了整个培训的过程，再现了许多感人的场景，使我们能够从内心去体悟慈济医疗的人文举措，让我们明白了人文关怀是慈济医疗的核心，慈济人文高度重视以人为本、敬畏生命、守护健康、守护爱，关注患者的心灵，让患者感受到医学的人性温度。

培训课程结束后，"慈济人文"项目的老师又帮我们建了两个人文关怀示范病区，分别为9病区和18病区。我们知道，慈济医院推动各项志业都以人为本，期待人人依循伦理，培养内在品德。在这样的理念引领下，两个人文关怀示范病区积极营造护理人文关怀氛围，着力推进护理人文关怀教育，持续增强护理人文关怀效能，取得了非常好的成效，使患者的就医满意度有了极大的提升，医患关系变得更和谐。

在打造人文关怀示范病区的同时，"慈济人文"项目的老师们对病区医疗护理过程中需要改进的方面进行了手把手的指导，包括运用人文关怀计划提升护士站护士的满意度、推动病区高危患者早期介入以减少医疗危害、患者安全交接、护士长的护理行政能力构建、护士站护理及行政管理标准化、急诊患者转入病房的流程规范化、加强出院流程的顺畅性等。刚才，负责改进工作的老师们分别向大家做了项目改进过程的介绍和成果展示。这些成果优化了流程，提高了医疗质量，保障了医疗安全，增强了护士长的管理能力。QCC、ISBAR、BSC等工具被应用于管理之中，使我们的管理变得更加精细化、规范化、科学化。

另外，"慈济人文"项目的老师们还指导18病区和药剂科的同人们通过开展品管圈活动来解决相应的问题，改进医疗质量，提升医疗服务品质。两个品管圈分别为"提高肿瘤科住院病人口服阿片类镇痛药的时间正确率"和"降低急诊外科抗菌药物不合理处方的发生率"。18病区和药剂科的同人们积极参与品管圈的活动。每一位成员都充分发挥自己的聪明才智，从"要我做"变成"我要做"，在整个活动过程中激发了工作的主动性和创造性，构建了愉快的工作环境，增强了工作责任感，提高了工作效率。

　　通过本次"慈济人文"项目，我们了解了慈济人文的先进文化，学到了慈济医院深厚的医学人文实践经验和先进的医院管理经验，进一步提升了全院职工的医学人文素养，提高了我院精细化管理的水平，同时将爱的种子、人文关怀的种子深深地植入了心中。接下来，我们要在本次"慈济人文"项目所取得的成绩的基础上，再接再厉，以人为本，为广大人民群众提供更加优质、高效、安全、舒适的人文医疗服务。

　　最后，衷心感谢台湾慈济医院，感谢黄智一副院长和陈惠兰老师，感谢吴中人民医院的全体同人，感谢大家的辛勤付出和不懈努力。2019年马上就要来临了，愿我们种下的慈济人文医疗的种子能够在新的一年里生根、发芽、开花、结果，使吴中人民医院真正成为有温度的人文医院，成为苏州医务界的医界清流和人文典范。

（2018 年 12 月）

建设人文医院，让医疗变得更暖心

——2018 年工作总结和 2019 年工作规划

第一部分　2018 年工作总结

2018 年是吴中人民医院的"人文医院建设年"。这一年，我们以十九大精神为引领，按照年初既定的医院工作目标任务，立足本职，立足公立医院的公益性，不忘初心，牢记使命，加强医院管理，用心改善医疗服务，全面提升医疗护理内涵质量、医院信息化管理水平、医院消防与安全管理水平，坚持"文化建院，品牌立院，科教兴院，人才强院"的办院方针，一手抓学科建设，一手抓文化建设，大力推进人文医院建设，为健康中国服务，为健康苏州做贡献。

贯彻落实十九大精神，促进党建与人文医院建设同步发展

➕ 深入学习党的十九大精神，明确医院党建中心工作

为进一步贯彻落实党的十九大精神，院党委四次召开全体党委委员及各支部委员参加的党务工作会议，精心组织安排各项学习宣传活动：下发新版《中国共产党章程》及《习近平新时代中国特色社会主义思想三十讲》《新时代面对面》等辅导材料；设立"党员专题阅读角"；开展"读原著，学原文，悟原理"学习活动；开展"进一步解放思想，激励新时代新担当新作为"专题讨论活动；组织在职党员参加"学习十九大精神，携手走进新时代"及"习近平新时代中国特色社会主义思想"知识竞赛等；积极营造开展"不忘初心，牢记使命"主题教育

活动的浓厚氛围，在门诊和各病区张贴十九大精神学习海报；安排在门诊大屏幕上滚动播放我院先进职工事迹介绍及《党建元素微系列》等党员教育宣传片，增强党员党性观念；要求各支部通过网上学习和院内微信，朗读《中国共产党章程》、《习近平谈治国理政》（1—2 卷），深刻领会、掌握党章修改内容；通过"走基地、看变化"活动以及观看"改革开放40周年'吴中太湖新城杯'摄影大赛"等，让全体党员感受新时代苏州改革开放的成果和社会经济发展脉络。

✚ **认真落实党风廉政建设，齐抓共管，建立长效管理机制**

院党委加强对"党政同责、一岗双责"的认识，紧紧围绕党风廉政建设和反腐败工作要点，层层落实责任，确定廉政风险点，扎实筑牢思想防线，严格执行相关管理规定，加大监督检查力度，在全院形成了上下一致、齐抓共管的有效格局。我院大力开展全院职工的行风及反腐教育，开展以"敬佑生命，救死扶伤，甘于奉献，大爱无疆"为主题的新时代职业精神大讨论活动，滚动播放警示教育片《折翅的天使》，向全院职工发放《廉洁口袋书》和《以案促廉——卫生计生系统典型案例选编》等读本，以增强广大医务人员的责任心和社会使命感，强化制度建设。

✚ **积极响应国家卫健委改善医疗服务行动计划，建设高品质的人文医院**

2018年，我院通过建设人文医联体、人文关怀示范病区和推行叙事医学、书写人文平行病历等方式，奠定了人文医院建设的基础，被中国生命关怀协会医院人文建设专业委员会授予"医院人文建设实践基地"的铜牌。我院与南京医科大学人文社会科学学院首次提出建立人文医联体，在医学人文方面进行院校合作，在我院建立了"南京医科大学医患沟通研究基地"，在全院推出人文与医学融通的 GLTC 医患沟通模式。我院引进台湾"慈济人文"项目，通过基线评估、确定方案、人文讲座、精细化管理、流程重建、人文关怀门诊及人文关怀示范病区建设、成效评估等程序，使得该项目圆满落地，显著提高了医院精细化管理水平，将人文关怀融入了临床诊疗的各个环节之中，取得了非常好的成效。另外，我院建立了人文平行病历写作队伍，提倡医务人员在从医过程中将普通病历之外的细枝末节、心理过程、家属感受、医务人员的共情与反思等都一一记录下来，使临床医学更加富有人性，更加充满温情，令医学回归人文。我院积极响应由国家卫健委推出的新一轮改善医疗服务行动计划，以人文医院建设为切入点，进一步加强医院文化建设，改善医疗服务的具体举措，营造温馨的人文诊疗环境，第三次被国家卫健委医政医管局评为全国"改善医疗服务示范医院"，口腔科也第二次被国家卫健委医政医管局评为全国"改善医疗服务优质示范岗"。

扎实推进健康市民"531"行动计划，切实抓好专科建设工作，不断增强医疗服务能力

✚ 稳步推进五大疾病救治中心建设，不断增强疾病救治能力

去年，我院成功创建了苏州市危重孕产妇救治中心及危重新生儿救治中心。今年，我院进一步优化危重孕产妇入院急救流程，在产房配备了紧急手术室 1 间，在产科病区设置了重症监护室 1 间，配备了呼吸机、除颤仪等抢救设备，在产科开设了高危孕产门诊，与苏州市立医院本部进一步完善了双向转诊系统。同时，我院与苏州大学附属儿童医院进一步完善了医联体内的转诊流程，使得信息化双向转诊系统变得更加顺畅，打通了两家医院双向转诊的绿色通道。今年 6 月，我院召开了胸痛中心建设启动大会，与东片医联体内的 5 家基层医院签订了胸痛患者协同救治及转诊协议，与苏州大学附属第二医院签署了胸痛中心建设帮扶协议。心内科制定了院内 STEMI 救治绿色通道流程，改进了实施方案，在医院各诊疗区域增加了清晰的胸痛诊室和导管室指引标识，全面推进胸痛中心建设。此外，创伤救治中心、卒中救治中心的建设也在稳步推进之中，并且日趋完善。

✚ 瞄准前沿目标，夯实二级专科建设

学科建设是一所医院的医疗特色所在，也是一所医院的生命所在。我院高度重视学科建设，坚持高起点、高标准、高水平的原则，制订了较为完善的学科建设规划，大力推进市级重点专科创建。2018 年，通

过全院多科室的紧密合作与团结努力，尤其是儿科同人的不懈进取，我院儿科由苏州市临床重点专科建设单位成功创建为苏州市临床重点专科，为其他学科的专科建设与发展树立了新的标杆。麻醉科、口腔科、ICU 等科室正在为下一轮的苏州市重点专科评比做全力冲刺。各临床科室努力开展新技术、新项目，创新服务模式，使三四级手术占比达到了47%，手术微创技术得到了进一步推广。

✚ **整合医院二级专科优势，推进医联体建设和发展**

为深化医药卫生体制改革，我院与东片 6 家基层医院结成了医联体，充分发挥医院重点专科的技术优势、人才优势和文化优势，结合 6 家单位学科特色与服务需求，开展技术帮扶。2018 年，我院共下派对口支援专家 68 名，晋升前下基层医务人员 17 名，完成门诊 3.6 万多人次，内镜检查 500 多人次，教学查房 216 次，手术 30 多台，举行各类讲座 37 次，培训基层医疗机构人员超过 1 000 人次，接收医联体上转患者 889 人次，下转慢性病患者和稳定患者 1258 人次，接收医联体单位进修人员 42 人次。

为了更好地提升我院医疗卫生技术水平和人民群众看病就医的满意度，进一步推进分级诊疗制度建设，我院成功申报了甲乳外科刘健夏名医工作室和心胸外科马海涛名医工作室，通过苏州大学附属第一医院的两位名医来培育我院相应专科的医疗技术骨干人才，以点带面，提高我院诊治水平和科研水平，让百姓更为便捷地享受到名医优质的医疗服务。9 月，我院与南京市口腔医院结成了专科医联体，以牙周专科合作为切入点，逐渐将合作项目推向深入，推动口腔科和医院更好更快地发展。

✚ **开展法律法规培训活动，加强医疗安全管理，为患者健康护航**

为进一步提高医疗质量，规范医师的执业行为，改善医务人员的服务态度，提高患者的就医满意度，保证医疗质量，保障医疗安全，我院开展了以"尊重患者，关爱生命，依法执业，诚信服务"为主题的医疗卫生法律法规宣传周活动，由院领导及相关科室负责人授课，向活动参与人员讲授相关医疗卫生管理法律、行政法规、部门规章、诊疗护理规范。

4月，主题为"践行人文医疗，抚慰患者身心"的第十届"医疗安全活动周"活动顺利举行。活动安排了医疗安全专题讲座、医学人文讲座、医疗事故分析会、年轻医务人员技术操练与知识竞赛、优秀病历展示等活动，加强了大家的质量意识、安全意识、风险意识和服务意识。医院质控办根据各临床、医技科室的特点，制定了《科室质量与安全管理持续改进工作手册》，每月确定质控主题并进行检查，及时发现问题，及时解决问题，及时整改。

为配合医院安全管理工作，感控科切实抓好医院感染监控工作，认真完成各项医院感染监测任务，开展了以"你我同行，为安全护航"为主题的全院性感染控制知识宣传周活动，举办了医疗废物外泄应急处置演练，普及了医院感染预防与控制知识，进一步强化了全院职工的感染控制观念，让医疗安全有了更大的保障。

✚ 强化科教意识，提高科研质量

我院不断拓展思路，结合临床实践提出新的科研课题。心内科徐云主任的科研课题"经颅多普勒脑微栓子监测联合 D-二聚体水平评估房颤患者栓塞风险"获江苏省卫生计生委引进新技术二等奖。我院申报苏州市科技局科研立项 7 项，其中 2 项获得苏州市科技局的指导性立项，分别是肾内科的"远红外线理疗联合氯吡格雷对自体动静脉内瘘血栓形成的研究"和麻醉科的"超声引导下 PRP 治疗对肱二头肌长头腱病变的临床研究"。另外，我院申报吴中区卫生计生局新技术、新项目 6 项，获二等奖 2 项、三等奖 1 项。

我院作为苏州卫生职业技术学院的附属医院，承担了护理、重症医学、药剂、检验以及临床医学等专业的理论教学和见习、实习指导任务，今年还承担了"医学心理学"和"医患沟通"理论教学任务，定期为学院师生做医学人文相关讲座。同时，为配合苏州卫生职业技术学院的人才建设要求，我院提供了相关的师资培训工作。截至目前，我院共接待了 7 位教师参与临床实践工作。

✚ 弘扬大医风范，践行人文医学

自 2018 年起，每年的 8 月 19 日被定为"中国医师节"。为庆祝首个"中国医师节"，我院开展了以"弘扬大医风范，践行人文医学"为主题的医师节庆祝活动，安排了丰富多彩的文艺节目，为参与支医活动的优秀骨干医师颁发了"支医奉献奖"，为优秀人文病历获奖者颁发了荣誉证书。

为贯彻落实吴中区委、区政府的对口帮扶指示精神，根据"德江所需，吴中所能"的原则，我院与德江县妇幼保健院签订了对口帮扶协议，截至目前，已派送 5 名医务人员前往德江开展支医工作，同时接收对方 4 名医务人员前来我院进修学习。除支医德江外，我院今年继续参与援陕支医等活动。

实施科学的护理管理，推行护理人文服务，传承护理文化

✚ 优化护理队伍结构，进一步规范护理管理工作

我院重视护理人才培养，支持护理人才队伍建设，不断优化护理队伍结构，将护理管理从经验化向知识化、精细化、专业化转型。强调护士长的现场管理，重点增强护士的临床综合能力，提升患者满意度。进一步细化、完善各项护理流程及应急预案，更新、完善各项护理评估单。同时，充分发挥三级护理质量管理体系作用，继续加强晚夜间、节假日的护理质量控制，做到护理质量持续提高。

✚ 结合专科特点，护理科教研同步推进

护理部以护士临床工作能力考核为抓手，以"先良师，后高徒"为思路，继续抓好护士长、高年资护士的能力建设，继续推进"年轻护士素质提高行动"，认真开展"儿科护理风险管理""血液净化护理技术新进展""模拟人教学在临床护理实践中的应用探讨""外科围手术期护理新进展"等 4 项苏州市护理继续教育项目，调动有一定科研思维水平的年轻护士开展护理科研，达到了以研究指导临床、以研究促进临床的目的。今年全院发表护理论文 21 篇，护理课题"照顾者教育在脑卒中患者延续护理中的应用效果观察"和"老年股骨粗隆间骨折早期

疼痛管理的应用研究"进入院级立项。

✚ 推进专科护理建设，深化优质护理内涵

我院结合台湾慈济医院人文培训项目，大力推进人文关怀示范病区建设。结合患者需求及科室特点，开展各具特色、多种形式的持续改进活动。同时，建成 2 个专科化护理病区，逐步推进临床护理向真正的专科护理转型，落实专科护理的标准化、规范化。

为纪念第 107 个"国际护士节"，传承南丁格尔精神，弘扬护理文化，我院举办了主题为"同心同行，护佑生命"的庆祝大会。同时护理部在庆祝大会后开设了"护理人文摄影展"和"护理创新用品展"，通过摄影展现护理工作中的护患温馨场景，展示创新的护理用品。结合苏州市护理学会"健康中国，科普助力，关爱生命，健康护航"主题活动，护理部安排资深护理人员深入社区开展健康管理帮扶工作，深入乡村开展健康护理知识科普教育活动。一系列的护理延伸服务充分展示了吴医护理人的专业与人文风采。

✚ 护理工作成绩斐然

2018 年，我院推进了全院护理人文建设，出版了我院护士撰写的护理人文书籍《沟通源于心》；获得苏州市"肿瘤、静疗护理个案报告"优胜奖，苏州市"5·12 国际护士节征文大赛"优胜奖，苏州市"强质量、重内涵"急救技能大赛"心肺复苏 + AED"项目二等奖，苏州市第三届"院前急救技能竞赛"个人二等奖、团体三等奖；收到了患者家属的表扬信 107 封、锦旗 21 面。目前，患者对护理人员的满意率超过了 90%。

全面提升医保工作和信息化管理水平，加强安全生产管理

✚ 进一步加强医保管理工作

我院积极使用信息化手段，进一步规范收费行为，做到事前、事中、事后控制，认真执行"三合理"要求，严格执行相关医保方针政策，做好日常数据监控，及时分析改进，正确指导临床科室的收费工作。在全院职工的共同努力下，我院被苏州市社保中心评为"医保先进

单位"及"医保和谐医院"。

✚ 继续大力推进医院信息化建设

2018 年，挂号收费窗口新增了收费方式，患者可通过支付宝、微信扫码缴费。门诊实行挂号实名制，升级 HIS 收费系统，更换医保读卡器，实现身份证、医保卡读卡二合一。医院医疗数据中心及集成平台建设一期项目完成验收，实现医院管理流程和业务流程的信息化、智能化。临床用药决策支持系统审方中心上线使用，采用事前预防、事中管控、事后分析的管理模式，推动了医院现代化管理的进程，为打造数字化医院打下了坚实的信息化应用基础。

✚ 加强安全生产工作，确保医院安全

总务科在夏季使用空调高峰期前，对所有空调主机进行全面保养，把公共区域及办公区域的空调温度严格控制在国家节能要求范围内，并对本院员工进行节能宣传，增强员工的节能意识。在食品安全方面，由于医院二期工程建设需要，我院关闭老食堂，委托真咯便当餐饮管理有限公司供应所有餐饮，由总务科派专人对该公司提供的饮食进行日常监督管理，保证患者与职工的饮食安全。

保卫科每月与相关科室一起召开安全生产会议，并对全院各科室、病区、机房、氧气站、高压室等开展安全生产大检查，尤其在节假日前，对发现的安全隐患及时向相关科室或部门下发整改通知书，限期整改，并实时跟踪。同时开展全院性消防知识培训讲座，张贴消防知识宣传告示及标识标牌，不定期在各病区组织消防演练，加强全院职工的消防意识和自防自救能力。今年，我院被吴中区消防大队评为"吴中区消防安全标准化单位"并授予铜牌。

第二部分　2019 年工作规划

2019 年是我院的"人文医院建设深化年"。与往年一样，我院也确定了新年度的"一个主题、两个目标和三个提升"。展望新的一年，我

们将继续以习近平新时代中国特色社会主义思想为引领，立足本职，不忘初心，牢记使命，找准医院工作的切入点，进一步围绕医院发展的主题与目标，从实际出发，谋生存、求发展、搞创新、建实效，建设群众满意、职工满意、政府满意的人文医院，为吴中区医疗卫生事业的发展做出新贡献。

"一个主题"，即"人文医院建设深化年"

2018 年是我院的"人文医院建设年"。在这一年里，我院开展了形式多样的人文医院建设活动，努力提高医疗质量和服务水平，倡导人性化服务，建成了南京医科大学医患沟通研究基地和中国生命关怀协会人文医院实践基地，与台湾慈济医院合作创建了人文关怀门诊和人文关怀示范病区。我院第三次被国家卫健委评为全国"改善医疗服务示范医院"，口腔科第二次被国家卫健委评为全国"改善医疗服务优质示范岗"。在新的一年里，我院将进一步强化人文服务理念，在全院范围内推行叙事医学，落实对患者的人文关怀，进一步增强医务人员的共情能力和服务能力，更好地为患者服务，开创医院人文建设的新局面。

"两个目标"，即"建设一个人文、技术相融的新型医联体"和"创建一个国家级优质服务示范品牌"

一方面，我院要全面深化与越溪卫生院的医联体合作，从人文医院建设到医院学科建设，努力探索出一条新的合作道路。我院将在越溪卫生院推广人文医院建设的一些经验和有效的做法，让医学人文精神逐渐融入越溪卫生院的医院文化之中。消化内科、儿科、皮肤科、伤口治疗中心等将以紧密合作的方式进行互动，尝试实行双主任制。伤口治疗中心将在越溪卫生院设立相应的病区，并且努力将其打造成有温度的人文病区，以此来更好地为周边的老百姓服务。

另一方面，我院要进一步加强基层党建工作，突出党建引领，以党建促进医院各项工作的全面发展。2019 年，我院将进一步强化党委的领导作用，围绕国家卫健委提出的进一步改善医疗服务行动计划

(2018—2020 年）相关要求，以人文医院建设为抓手，突出问题导向，以再次创建一个国家级优质服务示范品牌为目标，进一步提高我院的医疗服务质量和服务水平，不断增强人民群众看病就医的获得感。

"三个提升"，即"服务水平提升""质量安全提升"和"员工积极性提升"

✚ 服务水平提升

我院要加强对各窗口科室的管理，完善服务内容，规范服务用语，在院内创建一批优质服务示范窗口。要进一步深化人文关怀门诊和人文关怀病区建设。要以红十字会为依托，加强志愿者培训，引入社会志愿者，拓展志愿者服务内容，全面提升志愿者服务水平。要狠抓服务质量，制定个性化的服务满意度调查表，查找影响医患双方满意度的突出问题，不断调整和完善改善医疗服务行动计划实施方案，确保服务水平得到显著的提升。

✚ 质量安全提升

我院要以十八项核心制度为抓手，以医疗操作规范为依据，进一步加强质量管理和全程质量控制，完善从患者就医到离院，包括门诊、住院医疗活动的全程质量控制流程和全程质量管理体系，保证质量控制措施落实到位。要进一步发挥合理用药办公室的职能，扩大临床路径覆盖面，规范诊疗行为，提升诊疗质量，保障诊疗安全。同时，以五大中心建设为契机，进一步提升医院疾病救治的质量。

✚ 员工积极性提升

我院要顺应时代发展的需要，调整全院绩效考核体系，以绩效考核、成本核算为抓手，以工作量和工作质量为考核方向，加强成本控制，落实精细化管理，使绩效考核能充分体现医务人员的工作质量和劳动价值。将引进医疗 SPD 供应链管理系统，实现诊疗单位医疗用品的一元化、精细化、效率化管理，使医用耗材管理更趋科学、合理。同时，要努力调整医院运营收支结构，使医院运行步入良性发展轨道。要通过调整收入结构、控制成本支出来调整绩效考核体系，坚持客观、公正、公开原则，坚持效率优先、兼顾公平原则，坚持简便适用、易操作原则，适度拉开收入差距，全面调动广大职工的工作积极性。

　　2019年是充满希望的一年。这一年，我们有主题，有目标，有措施，有信心。我们要继续一手抓学科建设，一手抓文化建设，开创医院人文建设发展的新局面，为吴中区医疗卫生事业的发展注入新的活力。

（2018年12月）

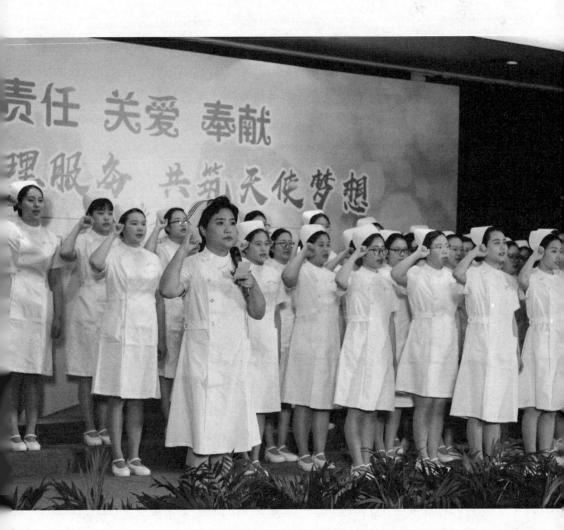

后　记

时间过得很快，一晃，2018 年已经过去了。2018 年是吴中人民医院搬入新综合大楼后的第五年，也是我担任院长之职的第七年。步入 2019 年，我很快就将卸任院长职务。回望这七年所走过的一个个艰难的脚步，真是感慨万千，百感交集。

2011 年年底匆匆走马上任的时候，我面对的是一个非常无奈的局面：医院学科建设滞后，二级专科基本上没有，专业人才缺乏，业务量严重不足，医院没有获得过什么像样的荣誉，职工收入低，医院社会口碑差，人心涣散，医院发展方向不明。

在重重困难面前，我感到无从下手。幸运的是，沙跃荣书记和院领导班子全体成员以及全院其余职工都信任我、鼓励我，给了我勇气、信心和力量。通过集体研讨、决策，我们确定了医院的办院方针，就是"文化建院，品牌立院，科教兴院，人才强院"这 16 个字。

"文化建院"就是要把先进文化建设作为医院的灵魂，托举起神圣的医学人文精神，落实医学人文关怀；"品牌立院"就是要用先进的医疗技术和优质的人文服务品牌，赢得患者的信任，树立良好的口碑；"科教兴院"就是要将医疗、教学、科研、管理同步推进，通过加强科教工作来打造我院既有特色又有竞争力的苏州市临床重点专科；"人才强院"就是要对外广揽人才，对内加大人才培养的力度，通过加强人才队伍建设，为医院的跨越式发展提供强大的支撑。

于是，按照办院方针，我们迈步走上了"一手抓学科建设，一手抓文化建设"的医院发展之路。2013 年 5 月 12 日，医院搬入新综合大楼后，全院职工牢牢抓住这个契机，齐心协力，不懈努力，咬紧牙关往前冲。经过大家这几年的艰苦奋斗与不懈努力，医院的建设与发展终于打破了禁锢已久的瓶颈，取得了可喜的成绩：业务量连续翻番，学科设置达到了三级综合医院的要求；医院开展了许多三级医院才开展的新技术、新项目，创建了5个苏州市临床重点专科和2个江苏省省级会诊中心，获得了"江苏省文明单位"的荣誉称号；口腔科于2017年、2018年连续两年被国家卫健委评为全国"改善医疗服务优质示范岗"；医院于2016年、2017年、2018年连续三年被国家卫健委评为全国"改善医疗服务示范医院"，医院的建设与发展迈上了新的台阶。

吴中人民医院的大楼高达24层，医学的学科建设也成绩斐然，然而，真正值得我们骄傲的是我院的文化以及人文医院的建设成果。

医学是一门需要博学的人道主义学科，应该具有生命的温度。自我担任院长职务以来，最为注重的就是医学人文精神培育和人文医院建设。经过全院职工的集思广益，我们确定了我院"团结、开拓、奉献"医院精神、"服务必规范、质量是生命"核心理念、"遵守医师职业道德，一切以患者为中心，诚信为本，刻苦钻研，救死扶伤，创造和谐，永远维护医师的崇高荣誉"医师精神、"遵守护士职业道德，一切以患者为中心，用爱心、耐心、责任心去细心地呵护生命，永葆白衣天使的圣洁"护士精神以及"心手相连，关爱无限"志愿者口号。

我院注重中国传统人文思想的传承，除了举办各类专题讲座外，还出版了《医之魂》《仁心仁术》等人文读本，以此向全体员工灌输中国传统医学人文精神，包括以人为本的贵生思想、仁爱救人的崇高品格和济世救人的善行等。同时，我院还向全体员工灌输西方医学人文思想，解读希波克拉底誓言，告诉员工誓言向医务人员展示的四条戒律：对知识传授者心存感激；为服务对象谋利益，做自己有能力做的事；决不利用职业便利做有损道德乃至违法的事情；尊重个人隐私，谨护服务对象秘密。我们还出版了介绍伟大的施韦泽医生生平事迹的书籍《丛林记忆》，借此传播施韦泽所提出的"敬畏生命"的伦理观念。

在医院建设与发展的过程中，我们特别注重医务人员医学人文素养的提升、人文价值观的引导和医院人文制度的建设，坚持"以患者为中心"，坚持公立医院的公益性，努力营造人文医院的环境内涵，让吴医这座白色圣殿变得更有生命的温度。

我院与南京医科大学人文社会科学学院建立了医联体，南京医科大学医患沟通研究基地也落户我院。在南京医科大学专家的指导下，我院在全院范围内推出了医学与人文交融的 GLTC 医患沟通模式。

我院还引进台湾"慈济人文"项目，由慈济人文专家为我院医务人员做有关慈济医疗的核心价值观、爱的进行式志工关怀、以爱相随五全照顾等的人文讲座，将慈济人"守护健康，守护生命，守护爱"的理念引入吴医，并创建了两个人文关怀示范病区，积极营造护理人文关怀氛围，着力推进护理人文关怀教育，持续增强护理人文关怀效能，取得了非常好的成效，使医学人文关怀真正融入了诊治患者的每一个环节之中，使"诊疗即关怀"的人文理念落到了实处。

在推行人文医疗的过程中，我院的医务人员充分尊重患者的各项权利。事实上，在医患关系中，尊重患者的重要程度超乎想象。患者既然将自己的生命健康交给医务人员，医务人员就应尽心尽责地给患者以包括身心健康、人格尊严、社会角色、隐私保护等内容的"全人"照顾。只有医患之间互相信任，成为医患命运共同体，才能携手共同对付敌人——病魔。

在诊治患者的过程中，我院不忘对患者进行相应的健康宣教，除了向住院患者有针对性地灌输疾病相关知识外，还注重对社会公众的健康教育，编写各类健康教育普及读物。口腔科的《健康，从齿开始》、妇科和产科的《好孕益生，你应该了解这些》以及肾内科的《关爱肾脏，乐享生活》等健康教育科普书籍的编写工作都已经完成，并已经送苏州大学出版社审稿。

如今，吴中人民医院的人文服务理念不断深入人心，人文服务质量得到持续提升，人文先进人物不断涌现，人文医院的品牌影响力开始凸显。然而，人文医院建设是一个长期的过程，需要一代又一代吴医人的努力。在即将卸任院长职务之际，我衷心期望下一届医院领导班子能够继续保持清醒的头脑，牢记医学的初心，坚持人文医院建设的发展理念，在人文医院建设之路上继续昂首阔步，一路向前！

    人文医院建设永远在路上！

王 平

2019 年 1 月 5 日于苏州市吴中人民医院